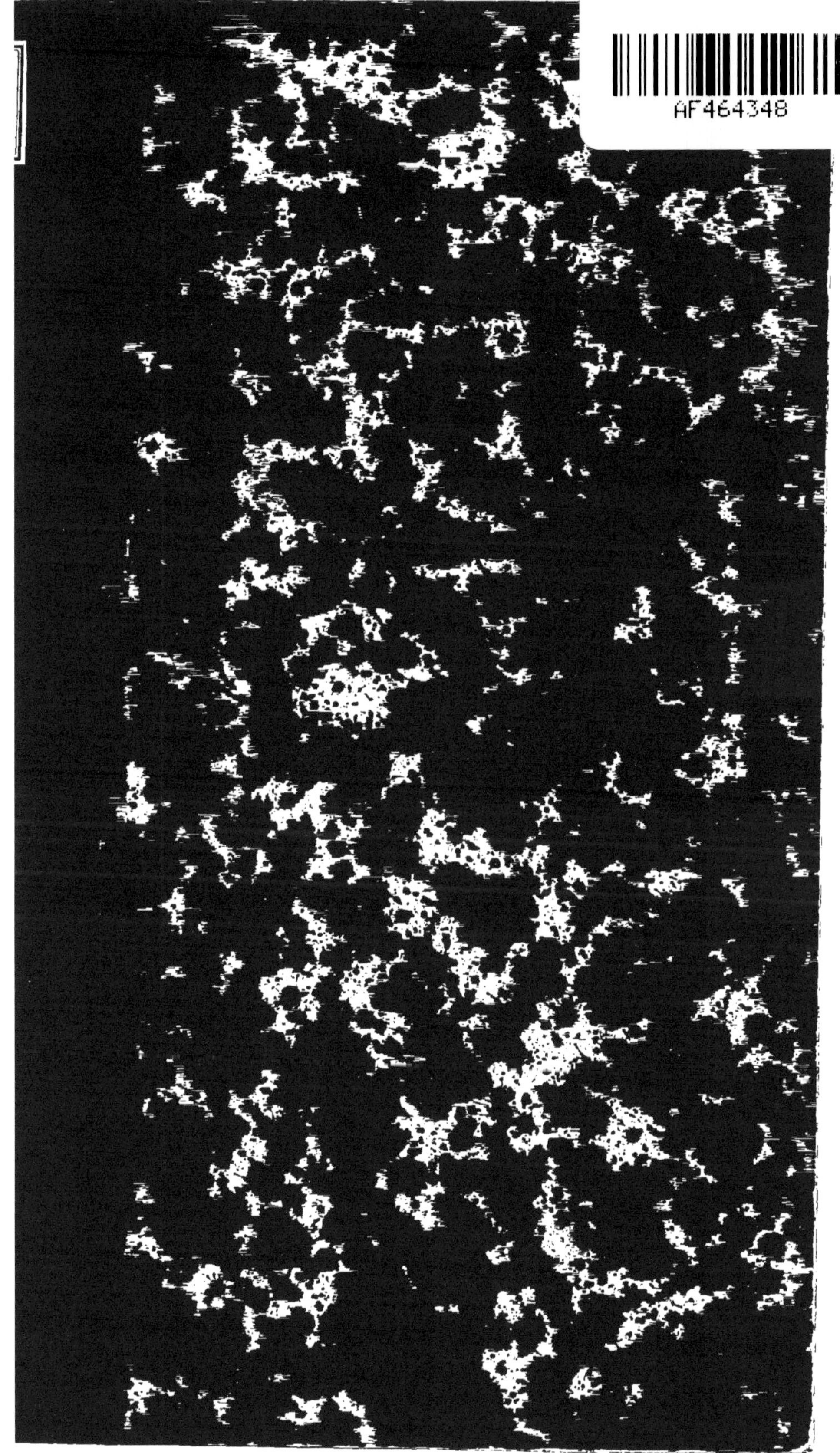

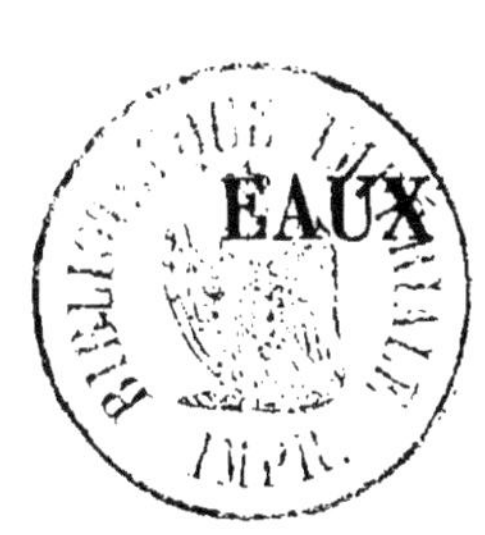

EAUX NATURELLES.

EAUX NATURELLES

LEUR COMPOSITION ET LEURS EFFETS

AU POINT DE VUE

DE L'ALIMENTATION, DE L'HYGIÈNE, DE L'AGRICULTURE,

DE LA PISCICULTURE

ET DE L'INDUSTRIE MANUFACTURIÈRE.

EXTRAITS

DE L'ANNUAIRE DES EAUX ET DES MÉMOIRES DE LA SOCIÉTÉ IMPÉRIALE ET CENTRALE D'AGRICULTURE DE FRANCE.

PARIS,

IMPRIMERIE ET LIBRAIRIE D'AGRICULTURE ET D'HORTICULTURE

DE Mme Ve BOUCHARD-HUZARD,

RUE DE L'ÉPERON, 5.

1868

SOCIÉTÉ IMPÉRIALE ET CENTRALE D'AGRICULTURE
DE FRANCE.

EXTRAITS

DE

L'ANNUAIRE DES EAUX DE LA FRANCE [1].

EAUX DOUCES.

I.

CONSIDÉRATIONS GÉNÉRALES.

DES EAUX DOUCES

DANS LEURS RAPPORTS AVEC L'AGRICULTURE ET L'INDUSTRIE,

PAR M. PAYEN.

EAUX UTILES A L'AGRICULTURE ET A L'INDUSTRIE.

Les eaux naturelles appliquées directement ou indirectement à l'agriculture constituent, on peut le dire, les agents les plus efficaces de l'amélioration des terres en culture.

(1) Rédigé en 1851 par une commission spéciale composée de MM. Héricart de Thury (président de la Société centrale d'agriculture), *président;*

Leur excès ou leur stagnation offre, au contraire, en différentes occasions, l'un des obstacles les plus considérables à la production agricole.

Dans un grand nombre d'industries, les eaux naturelles jouent un rôle important, soit comme agent mécanique, soit comme agent chimique.

On comprendra donc facilement que toutes les données relatives à la composition, à la température, à l'écoulement des eaux dont l'agriculture et l'industrie peuvent disposer, à leurs effets utiles, à certaines conditions qui rendent leurs influences nuisibles, aux moyens de réaliser les avantages, de faire disparaître les inconvénients qu'elles présentent; que toutes ces données, disons-nous, occupent le premier rang parmi les grandes et urgentes questions d'économie rurale et d'industrie manufacturière qui s'agitent en ce moment.

La plupart des eaux naturelles convenablement répandues en irrigations ont pu tripler, et même souvent quadrupler les récoltes; ces effets remarquables, réalisables dans un grand nombre de cultures, se sont particulièrement fait sentir dans l'arrosage des prairies et des diverses plantes fourragères : on sait que le développement des fourrages intéresse au plus haut degré notre pays, car il peut accroître chez nous la consommation de la viande au profit de la santé, du bien-être et de la force des hommes; il doit amoindrir en même temps les chances de disette des grains, en réduisant

---

Orfila (président de l'Académie de médecine), *vice-président;* Becquerel, de l'Institut et de la Société centrale d'agriculture; Bouchardat, de l'Académie de médecine et de la Société centrale d'agriculture; Boutron, de l'Académie de médecine et du conseil de salubrité; Chevallier, de l'Académie de médecine et du conseil de salubrité; Dubois, secrétaire perpétuel de l'Académie de médecine; Henry, de l'Académie de médecine et chef de ses travaux chimiques; Milne-Edwards, de l'Institut et de la Société centrale d'agriculture; le docteur Patissier, de l'Académie de médecine; Payen, de l'Institut, secrétaire perpétuel de la Société centrale d'agriculture et membre du conseil de salubrité; Ch. Sainte-Claire Deville, *secrétaire.*

à de plus justes limites l'emploi, généralement exagéré dans nos campagnes, des nourritures farineuses.

Les irrigations ouvrent donc une double voie à l'élévation de la fertilité du sol; elles permettront de limiter la culture des céréales qui l'épuisent, et d'étendre la culture des plantes herbacées ou fourragères qui le fécondent.

L'action générale de l'eau sur la végétation est facile à comprendre : indispensable au jeu des organes des plantes, elle entre pour plus de la moitié de leur poids dans les végétaux les plus ligneux et pour 75 à 90 centièmes du poids des plantes tuberculeuses et herbacées; les organismes très-jeunes des végétaux peuvent en contenir jusqu'à 95 centièmes. La partie solide desséchée renferme, en outre, plus de la moitié de son poids en ses éléments hydrogène et oxygène, à l'état de combinaison, et qui, unis au carbone en proportions diverses, forment la cellulose, les concrétions ligneuses et les principes immédiats renfermés dans les tissus.

Il n'est donc pas étonnant que, durant les temps de sécheresse, la végétation s'arrête ou languisse lorsque la terre ne cède plus que difficilement quelques traces d'humidité aux racines, tandis que, d'un autre côté, l'air enlève aux feuilles l'eau qu'elles peuvent exhaler. Il n'est pas étonnant qu'à ces époques, où la température serait d'ailleurs si favorable, l'eau puisse intervenir très-utilement en ajoutant cette condition qui manquait et qui peut rendre à la végétation toute son activité.

Ce n'est pas seulement en raison de sa composition propre que l'eau agit dans ce cas, c'est encore par les substances qu'elle tient en solution ou qu'elle peut dissoudre, et par les matériaux entraînés en suspension qu'elle dépose : nous allons exposer succinctement le rôle de ces trois parties amenées auprès des plantes par les eaux.

La plupart des eaux potables de sources, fleuves et rivières disponibles pour l'agriculture et l'industrie contiennent les composés ci-après ou leurs éléments :

Acide silicique, bicarbonates de chaux et de magnésie, sulfate de chaux, chlorure de sodium, traces d'azotates, de chlorure de potassium, de bromures et d'iodures, acide carbonique, azote, oxygène, matières organiques azotées et non azotées.

Un très-petit nombre d'eaux de cette classe contiennent des bicarbonates de soude ou de potasse, parfois tous les deux. Ces eaux alcalines peuvent tenir en solution des sulfates et chlorures alcalins, des bicarbonates de chaux et de magnésie, et de l'acide silicique. On comprend qu'elles ne doivent pas contenir de sulfate de chaux, car il serait décomposé par les carbonates alcalins.

Acide silicique.—On trouve cet acide dans presque toutes les parties des tissus des végétaux, mais surtout en proportions notables dans l'épiderme ou la cuticule épidermique de toutes les plantes : il est donc certain, dès lors, que l'eau qui arrive aux radicelles devait tenir de l'acide silicique libre ou combiné en solution, et que la présence de cet acide dans les eaux naturelles devait être un fait général; la formation des spongilles, si abondantes en spicules d'acide silicique, conduisait à la même conclusion. L'un de nous le faisait remarquer en considérant la composition de l'eau de la source artésienne de Grenelle et de l'eau de la Seine (1). La silice avait été observée par MM. Vauquelin et Bouchardat dans l'eau de plusieurs sources et de la Seine. Depuis, la généralité de ce fait est devenue plus probable encore après les analyses des eaux de la Garonne, du Rhin, de la Loire, de diverses sources du bassin du Rhône, par M. H. Deville, après les travaux plus récents de MM. Bobierre et Moride sur les cours d'eau du département de la Loire-Inférieure, et l'on peut croire que, dans les diverses analyses des eaux du bassin du Rhône et de nombreuses sources et rivières, où la présence de l'acide silicique n'a pas été indiquée, cet acide cependant constitue une partie notable des substances minérales dissoutes.

(1) *Annales de chimie et de physique*, 1841, t. I, p. 383.

On conçoit, d'ailleurs, que les différentes eaux, en traversant le sol pour arriver aux radicelles des plantes, puissent dissoudre de l'acide silicique, surtout à la faveur des carbonates de soude ou de potasse introduits par l'emploi des cendres ou de la potasse des argiles; qu'enfin le lavage des fumiers, feuilles et débris végétaux par les mêmes eaux naturelles concoure à fournir cet acide indispensable au développement de tous les végétaux.

Les *carbonates de chaux et de magnésie* et le *sulfate de chaux* apportés aux plantes par les eaux naturelles ont une utilité qui paraîtra évidente, si l'on considère que, dans toutes les feuilles et dans la plupart des tiges, on rencontre de l'oxalate de chaux et d'autres composés calcaires et magnésiens; que toutes les feuilles des plantes de la grande famille des urticées offrent d'abondantes sécrétions calcaires dans des tissus spéciaux ; que le soufre fait partie des organismes azotés des deux règnes, et qu'enfin les sulfates se retrouvent dans les cendres des végétaux. Nous verrons plus loin que les mêmes sels, en très-fortes proportions dans certaines eaux naturelles, peuvent devenir nuisibles à la végétation.

Le *chlorure de sodium* — est évidemment utile aux plantes en certaines proportions : leurs cendres en renferment toujours, et l'on peut dire que les eaux naturelles, en général, en contiennent des proportions insuffisantes sous ce rapport, mais que les terres en culture et les engrais fournissent le complément utile; qu'enfin, en raison même des faibles proportions de ce chlorure contenues dans les eaux de sources et de rivières, ces eaux peuvent remplir un rôle fort utile, en enlevant par des irrigations spéciales l'excès de sel marin dans le sol de certaines localités, qui nuirait ou s'opposerait même entièrement à la végétation.

L'*acide carbonique* des eaux naturelles est favorable aux plantes, soit lorsque, par les frottements et l'élévation de la température, il se dégage dans l'air et se présente aux stomates des feuilles qui l'absorbent et le réduisent, soit lorsqu'il facilite la dissolution des carbonates calcaires ou magnésiens et des phosphates terreux.

L'*oxygène* et l'*azote* — contenus dans les eaux naturelles sont évidemment favorables au développement des racines, qui doivent même être toujours en présence d'un excès de ces gaz. Nous verrons plus loin comment, en certaines circonstances, les eaux peuvent faire disparaître cet excès de gaz utile, rendre alors le sol improductif, et quel immense intérêt on a, dans ce cas, à éliminer ces eaux nuisibles, tout en aérant le sol.

Matières organiques.—Toutes les eaux naturelles en renferment; très-souvent des substances azotées et des composés ammoniacaux s'y ajoutent et augmentent l'efficacité des irrigations : on n'en a peut-être pas assez tenu compte, jusqu'ici, dans les analyses.

Les eaux de lavage, parfois très-abondantes au sortir de différentes usines, notamment des féculeries, des sucreries de betteraves, entraînent, en suspension ou dissoutes, des matières organiques albumineuses, des sels, du noir animal : on les a, dans plusieurs occasions, mises à profit en les faisant écouler sur les terres après avoir réuni dans des bassins leurs dépôts, afin de les utiliser aussi comme engrais.

Les eaux naturelles pourront sans doute être directement chargées, dans certaines irrigations, de matières organiques azotées en proportions beaucoup plus grandes que ne le comporte leur composition ordinaire; ces eaux deviendront ainsi bien plus utiles, car elles iront répandre économiquement l'engrais sur les terres en culture, et remplaceront une main-d'œuvre qui, parfois, serait trop dispendieuse pour permettre d'utiliser de pareils engrais.

L'importance des eaux, à ce point de vue, pourra devenir plus grande encore lorsqu'elles recevront les engrais liquides momentanément désinfectés; elles rempliront alors une double fonction en assainissant les villes et fertilisant les campagnes.

Eaux alcalines. — Parmi les eaux usuelles non considérées comme minérales, il s'en est rencontré, en bien petit nombre jusqu'ici, dont la réaction est rendue sensiblement alcaline dès qu'elles sont exposées à l'air, par les carbonates de potasse ou de soude, ou par tous les deux : l'eau du puits de Grenelle en a fourni un premier exemple. L'alcalinité des eaux peut être due aussi à la présence du silicate de potasse; une qualité analogue, due à la même cause, s'est représentée depuis, dans les eaux de la Loire, analysées par M. H. Deville.

On peut dire que les eaux douées d'une propriété très-légèrement alcaline sont particulièrement favorables à la végétation dans la grande culture; la réaction qu'elles communiquent au sol excite le développement des plantes, et les bases alcalines concourent à leur nutrition comme le feraient les cendres de bois, si généralement appréciées des cultivateurs.

Dans leurs applications à l'industrie, les diverses eaux naturelles dont nous avons rappelé plus haut la composition générale sont d'autant plus convenables que leur pureté est plus grande. Les eaux alcalines peuvent être classées, sous ce point de vue, parmi les plus avantageuses. La présence des carbonates de soude ou de potasse excluant le sulfate de chaux, on comprend que ces eaux ne peuvent donner lieu aux incrustations séléniteuses si préjudiciables aux générateurs de vapeur; les carbonates alcalins, en se concentrant dans ces générateurs, s'opposent à l'oxydation du fer, et peuvent fournir des résidus ou solutions alcalines applicables aux nombreux usages des soudes et des potasses.

On peut ajouter que, dans une foule d'opérations manufacturières et d'économie domestique où l'on fait dissoudre des carbonates alcalins, ces eaux évitent la perte qu'occasionnent toujours les eaux séléniteuses, puisque ces dernières annihilent, en les transformant en sulfate, les quantités de soude ou de potasse équivalentes au sulfate de chaux qu'elles renferment.

Il sera donc intéressant de rechercher en différentes localités les eaux usuelles alcalines, et de leur donner les applications agricoles, manufacturières et économiques auxquelles elles sont évidemment favorables.

Eaux limoneuses. — Suivant la nature et la ténuité des substances insolubles qu'elles charrient, les eaux troubles ou limoneuses peuvent être utilisées pour introduire soit des argiles ou du carbonate de chaux dans les sols sableux, soit du carbonate de chaux ou du sable fin dans les terres trop argileuses, soit enfin des argiles plus ou moins siliceuses dans les terrains trop calcaires.

Il est donc utile de rechercher par l'analyse quelle est la composition des substances tenues en suspension par ces eaux, habituellement ou dans certaines saisons.

Parfois ces limons se déposent dans des bassins disposés exprès pour clarifier les eaux avant de les distribuer dans les villes ou de les employer dans certaines usines, les papeteries par exemple, ou même, d'après des règlements administratifs, avant de les rendre à des rivières ou cours d'eau auxquels on les a empruntées pour le lavage des minerais de fer.

Il serait à désirer que, dans des localités où ces circonstances se présentent, on fît prendre des échantillons de ces dépôts ainsi que de la vase des étangs, afin de les analyser et de faire connaître aux agriculteurs le parti qu'ils en pourraient tirer (1).

Les eaux limoneuses, en diverses contrées, ont reçu d'utiles applications au colmatage des terrains bas, submersibles ou marécageux, en dirigeant convenablement ces eaux dans ces localités de façon à obtenir des dépôts de nature uniforme; on est ainsi parvenu à exhausser le sol de manière à livrer

(1) On a fait plusieurs fois, dans les cultures des terres crayeuses de la Haute-Marne, une application utile du dépôt ferrugineux appelé *mort*, provenant des eaux de lavage des minerais destinés à la fabrication de la fonte dans les hauts fourneaux. Ces dépôts contiennent de l'argile ocreuse et des composés ammoniacaux.

à des cultures productives des terrains jusque-là inutiles ou nuisibles par leurs émanations insalubres (1).

EAUX NUISIBLES A L'AGRICULTURE ET AUX ARTS INDUSTRIELS.

Nous venons d'indiquer les eaux naturelles favorables à l'agriculture et aux opérations de l'industrie manufacturière : nous avons rappelé les principaux moyens de réaliser leurs effets utiles; il nous reste à décrire, au même point de vue, les eaux naturellement nuisibles et les moyens d'éviter leurs effets déplorables sur la végétation et dans les procédés industriels.

L'eau, par sa seule présence, en excès ou stagnante dans le sol, constitue un obstacle grave au développement des plantes cultivées; celles-ci, en effet, différentes en cela des végétaux aquatiques, exigent, pour leurs racines, un terrain aéré, plus ou moins humide, sans doute, mais toujours accessible aux gaz, notamment à l'air, et aux vapeurs.

On comprendra que l'excès d'eau remplissant les interstices du sol expulse la plus grande partie des gaz et vapeurs, et change les conditions normales de l'existence des végétaux cultivés : sous cette influence, plus ou moins prolongée, les tissus des radicelles se désagrégent, leurs cellules se séparent au moment de leur formation, les racines elles-mêmes se détériorent en éprouvant les effets d'une décomposition spontanée, d'une putréfaction plus ou moins active.

D'ailleurs, les fermentations des différentes matières organiques, dans un sol immergé, font disparaître une grande partie de l'oxygène libre qui s'engage en diverses combinai-

---

(1) On sait que, dans les colmatages, les dépôts sont plus sableux aux points d'arrivée et plus argileux ou calcaires sur le surplus des champs : il faut donc faire varier les points par lesquels l'eau arrive et ceux vers lesquels l'eau clarifiée s'écoule, afin d'obtenir des dépôts offrant une composition uniforme.

sons; des produits sulfurés s'engendrent avec divers composés acides ou putrides; le terrain imprégné de pareilles eaux devient encore plus défavorable à la végétation et produit des *miasmes* insalubres.

Indépendamment de sa composition spéciale (quant aux substances minérales en solution), l'eau peut attaquer promptement les racines qui s'y trouvent immergées, lorsque ces racines contiennent certains principes solubles sécrétés dans des vaisseaux propres et, par conséquent, ordinairement exclus de la circulation : ces principes, en se dissolvant dans l'eau, sont mis en contact avec les plus jeunes organismes des plantes, et peuvent arrêter leur croissance.

Tel est l'effet assez rapide qui se manifeste lorsque, par exemple, des racines contenant des quantités notables d'acide tannique, comme toutes celles des Rosacées, sont plongées dans l'eau : la solution astringente, formée aux dépens des racines les plus développées, est alors mise en contact avec les spongioles des radicelles; elle attaque les substances azotées, toujours abondantes dans ces jeunes organismes, et les frappe de mort. On peut dire qu'en de semblables circonstances la plante s'empoisonne elle-même : il n'est donc pas étonnant que, sur les terres où l'eau séjourne en excès durant une partie de l'année, les prairies changent de nature, que la plupart des plantes fourragères y périssent et cèdent la place aux végétaux aquatiques impropres à la nourriture du bétail.

Dans les terrains argileux, en particulier, le séjour d'un excès d'eau, lors même qu'il n'est pas très-prolongé, s'oppose aux labours en rendant la terre plastique; il occasionne ensuite, durant les temps de sécheresse, une contraction qui durcit le sol, constitue un nouvel obstacle aux labours et façons utiles à la culture; il détermine de nombreuses fentes, où l'air pénètre trop librement et va dessécher les racines.

Certaines exploitations agricoles, comme les rizières, peuvent être profitables dans les terres partiellement immergées tous les ans; mais elles ont, sous le rapport de la salubrité, d'autres inconvénients qui seront indiqués plus loin.

L'égouttage des sols très-humides à l'aide de canaux souterrains en poterie évite tous ces accidents : il facilite les labours, en aérant le sol ; il élève sa température moyenne; il favorise l'action des engrais, prévient l'altération des racines, favorise leur développement, assure le succès des cultures de Luzernes et des prairies diverses; il peut augmenter la valeur des produits agricoles au point de compenser par une seule récolte tous les frais de premier établissement du drainage. Ce mode d'assainissement des terres, largement mis en pratique dans la Grande-Bretagne, vient d'y transformer en riches cultures de vastes étendues de terres jusqu'alors improductives.

L'administration de l'agriculture en France se préoccupe de tous les moyens de propager dans notre pays d'aussi bons exemples.

Irrigations défavorables. — Quelques insuccès constatés dans l'application, si souvent utile, des irrigations doivent fixer toute l'attention des cultivateurs et des hommes de science; il est important d'observer ces résultats, d'étudier leurs causes et de chercher les moyens d'y remédier. Nous exposerons ici plusieurs faits qui pourront servir de point de départ pour ces observations et ces recherches expérimentales.

Température. — Il suffit parfois que la température d'une eau naturelle soit très-basse, comme cela peut avoir lieu dans le produit des fontes de neige et dans certaines sources, pour que les essais d'irrigation donnent de mauvais résultats : on doit tenir compte de cette influence dans l'étude des eaux et l'on peut essayer de l'éviter en faisant séjourner, autant que possible, l'eau dans des bassins, en temps convenable, afin de lui faire acquérir la température du milieu ambiant avant de la répandre.

Eaux séléniteuses. — Ces eaux, lorsqu'elles sont presque

saturées de sulfate de chaux, c'est-à-dire qu'elles en contiennent 16 à 22 dix-millièmes (1), produisent des effets fâcheux dans les arrosages : cela tient surtout à ce que, durant les chaleurs plus particulièrement, l'évaporation amène bientôt le terme de la saturation ; que, dès lors, toute évaporation ultérieure détermine la cristallisation d'une quantité correspondante de sulfate de chaux : celui-ci incruste les membranes végétales, les méats intercellulaires des spongioles, diminue ou annihile la perméabilité, interceptant ainsi la nourriture que les plantes allaient puiser dans le sol.

Un mélange d'eaux ammoniacales, d'urines fermentées ou d'eaux alcalines naturelles pourrait, en décomposant une partie du sulfate de chaux et précipitant la chaux à l'état de carbonate, débarrasser ces eaux de l'excès du gypse; on parviendrait à un résultat semblable en mélangeant, dans la proportion de 25 à 50 p. 100, à ces eaux séléniteuses d'autres eaux naturelles plus pures.

Les eaux séléniteuses ont souvent de graves inconvénients pour l'industrie manufacturière, soit parce qu'elles décomposent en partie les solutions savonneuses et les lessives de carbonates alcalins dans les blanchisseries, le savon résineux destiné au collage à la cuve dans les papeteries mécaniques; soit plus généralement encore, parce qu'elles forment dans les générateurs de vapeur des incrustations d'autant plus dures, qu'elles se déposent sur les parois les plus échauffées des bouilleurs.

Dans ces différentes occasions, on peut, si la dépense n'est pas trop forte, décomposer le sulfate de chaux par son équivalent de carbonate de soude : le carbonate de chaux produit se dépose, tandis que le sulfate de soude demeure sans inconvénient sensible dans le liquide.

On peut prévenir les incrustations par plusieurs autres agents chimiques ou mécaniques, notamment en employant

(1) L'eau dissout à 0°,20 dix millièmes de sulfate de chaux, à 20°,24 dix millièmes.

le sirop de fécule (glucose) ou le sucre commun dont la solution rend glissantes les surfaces et empêche l'adhérence des particules de sulfate calcaire, soit entre elles, soit avec les parois des générateurs; l'action toute mécanique qu'exercent les rognures de tôle ou de fer-blanc mises dans la chaudière prévient également la réunion et l'adhérence des particules de gypse précipitées (1).

Eaux calcaires. — Les eaux chargées de carbonate de chaux dissous à la faveur de l'acide carbonique deviennent incrustantes par une simple exposition à l'air, qui détermine le dégagement partiel de l'acide à l'état de gaz. Lorsque ces eaux sont mises directement en contact avec les plantes, des incrustations calcaires se forment autour des racines, oblitèrent leurs pores, et s'opposent à l'élongation des radicelles, en les enveloppant d'une couche pierreuse.

On peut éviter ces inconvénients graves en faisant couler les eaux calcaires sur des surfaces étendues qui offrent des aspérités ou de petites cascades; ces influences hâtent le dégagement de l'acide carbonique, et le carbonate de chaux se dépose; l'eau peut ensuite être déversée en irrigations fécondantes.

Les mêmes eaux seraient employées très-avantageusement si l'on avait l'occasion de les répandre à plusieurs reprises, et avant les ensemencements ou plantations, sur des terrains très-sableux, ou même argilo-sableux, dépourvus de cal-

(1) On emploie les quantités suivantes de l'une de ces substances pour prévenir les incrustations dans un générateur alimenté avec de l'eau à demi saturée de sulfate de chaux, et produisant pendant un mois 300 kilog. de vapeur par jour.

Carbonate de soude	3k 0
Carbonate de potasse	3 5
Sirop de fécule à 33°	1 5
Sucre brut sec	1 0
Extrait de bois colorants	0 1
Rognures de tôle ou de fer-blanc	20 0

Ces dernières simplement lavées peuvent être remises dans la chaudière.

caire, ou, du moins, relativement pauvres sous ce rapport.

Les eaux chargées de carbonate calcaire occasionnent des incrustations dures, pierreuses, capables d'obstruer les tuyaux de conduite destinés aux distributions dans les villes, dans les bassins d'irrigations ou dans les usines. Les moyens ci-dessus indiqués préviennent ces inconvénients; il est quelquefois utile de dissoudre ces incrustations à l'aide des acides faibles, notamment de l'acide chlorhydrique étendu (1).

Dans les diverses industries manufacturières, les eaux calcaires sont bien moins nuisibles que celles où le sulfate de chaux domine : au lieu des incrustations très-adhérentes et très-dures que produisent ces dernières, les eaux chargées de carbonate de chaux donnent des dépôts peu consistants; il est d'ailleurs facile d'éliminer la plus grande partie de ce carbonate par un aérage ou un battage à l'air, et l'on fait précipiter la totalité à très-peu près en élevant la température de l'eau à l'ébullition et la laissant déposer avant de s'en servir.

Eaux acides ferrugineuses. — Certaines eaux naturelles qui ont passé sur des terres pyriteuses ont une réaction acide et sont plus ou moins chargées de sels de fer : en cet état on ne pourrait s'en servir pour arroser les cultures; elles auraient une action nuisible sur les plantes, et plus particulièrement encore lorsque les terres sont argileuses ou sableuses, et pauvres en calcaire (2); mais on peut modifier la

---

(1) Certaines eaux douces d'une réaction légèrement alcaline déterminent, dans les conduites en fonte, des tubercules ferrugineux qui peuvent obstruer complétement le passage. L'un de nous a démontré que ces tubercules se forment par des oxydations locales, déterminées par les combinaisons hétérogènes dans le fer et la fonte et localisées par la propriété alcaline de l'eau. Ces tubercules contiennent de la silice, de l'oxyde de fer graduellement plus oxydé du centre à la périphérie; on peut les dissoudre par l'acide chlorhydrique étendu.

(2) On sait que les *sels de fer* dissous en très-faibles doses dans l'eau, employés soit en aspersions sur les feuilles, soit en arrosages sur le sol, peuvent ramener à l'état normal certaines plantes chlorosées ou même favoriser le développement des végétaux exempts de maladies; que les mêmes

composition de ces eaux et rendre leurs effets favorables, en les faisant couler ou filtrer sur un excès de fragments crayeux; on parviendrait plus vite à un résultat plus favorable en y ajoutant des urines ammoniacales, qui non-seulement détruiraient la réaction acide, mais encore introduiraient dans l'eau d'arrosage des sels ammoniacaux capables de concourir à la nourriture des plantes.

DES EAUX DOUCES

AU POINT DE VUE DE L'HYGIÈNE,

PAR M. BOUCHARDAT.

L'eau intervenant partout et toujours pour un grand nombre des besoins de l'homme, les personnes qui ont su apprécier l'influence des petites quantités et d'une action continue sur les organismes vivants comprendront sans peine combien est digne d'intérêt la question des eaux douces sous les rapports chimique et hygiénique.

Plus on réfléchit à ce grand problème, plus on voit que la qualité des eaux doit agir puissamment sur la santé des populations.

Quand on veut sortir des généralités et apprécier rigoureusement le côté hygiénique des substances qu'on rencontre habituellement dans les eaux potables, on trouve de sérieuses difficultés; mais ces questions ont une telle importance, que, si l'on ne peut les résoudre aujourd'hui, c'est encore un progrès de les poser.

---

solutions ferrugineuses sont utilisées pour la désinfection des urines et la conservation des principes ammoniacaux des engrais; mais il suffit d'un léger excès sur les proportions utiles pour produire des effets très-défavorables.

La plupart des aliments ingérés par l'homme ou les animaux, avant d'être absorbés, doivent être dissous par l'eau. Pour que cette absorption s'exécute normalement, il est indispensable que ces dissolutions alimentaires soient très-étendues. Deux moyens concourent à ce but : le premier est l'ingestion d'eau ou de boissons aqueuses; le second, qui est encore sous la dépendance du premier, est la sécrétion abondante de liquides incessamment versés dans l'appareil digestif, qui contiennent un centième à peine de matières fixes, et dont la densité se rapproche beaucoup plus de celle de l'eau pure que de celle du sang. Les principaux, parmi ceux-ci, sont la salive et le suc gastrique, dont la sécrétion, chez certains animaux, est si considérable.

L'eau absorbée est éliminée de l'économie, sous forme de vapeurs, par les poumons, par la peau ; sous forme liquide, par les appareils excréteurs, au nombre desquels il faut citer en première ligne les reins; elle entraîne avec elle les résidus de la nutrition, les matières altérées qui ne peuvent, sans danger, demeurer dans le sang.

Si cette eau incessamment éliminée n'était, de temps à autre, remplacée par les boissons ou les aliments aqueux, le sang, comme l'ont établi les expériences de M. Orfila, acquerrait assez promptement une concentration telle, que les désordres les plus graves pourraient en résulter. Les sécrétions indispensables aux phénomènes de la digestion seraient ou suspendues ou ralenties, et l'équilibre des fonctions organiques serait détruit.

On le voit, non-seulement l'eau sert à la nutrition en devenant partie essentielle des tissus et des liquides qui forment le corps des animaux, mais encore c'est l'intermédiaire indispensable de toutes les fonctions.

On comprend alors combien devra influer sur la santé des hommes et des animaux domestiques la qualité des eaux qu'ils doivent ingérer tous les jours de leur vie.

Des caractères des bonnes eaux.

On admet généralement qu'une eau peut être considérée comme bonne et potable quand elle est fraîche, limpide, sans odeur; quand sa saveur est très-faible, qu'elle n'est surtout ni désagréable, ni fade, ni salée, ni douceâtre, quand elle contient peu de matières étrangères, quand elle renferme suffisamment d'air en dissolution, quand elle dissout le savon sans former de grumeaux et qu'elle cuit bien les légumes.

Nous reviendrons plus loin sur quelques-uns de ces caractères, en cherchant à apprécier l'influence des différents corps qu'on trouve habituellement dans les eaux potables.

Influence de l'air et du gaz acide carbonique sur la qualité des eaux potables.

Une faible proportion d'acide carbonique donne une légère sapidité à l'eau et la rend plus agréable, en même temps qu'elle facilite les fonctions digestives par une légère excitation. Sa présence dans une eau, même en petite quantité, peut donc être regardée comme utile. Tous les auteurs admettent, en outre, qu'une eau de bonne qualité doit contenir de l'air en dissolution; plusieurs ont avancé que c'est particulièrement l'oxygène dont l'influence est favorable, et ont même attribué à son absence dans les eaux provenant de la fonte des neiges certaines maladies plus particulièrement endémiques aux vallées montagneuses.

Influence des matières organiques sur la qualité des eaux potables.

Sauf de très-rares exceptions, les eaux qui tiennent en dissolution une proportion notable de matières organiques

2

se putréfient vite et acquièrent des propriétés nuisibles. Il est bien évident que des diarrhées, des dyssenteries et d'autres maladies aiguës ou chroniques ont été endémiquement déterminées par l'usage, continué quelque temps, d'eaux de mares, de marais ou de puits tenant des proportions trop grandes de matières organiques altérées, soit en suspension, soit en dissolution. On admet donc, comme un résultat général d'observation, que, toutes choses égales, moins une eau potable contient de matières organiques, meilleure elle est.

Influence des matières fixes sur la qualité des eaux potables.

Les eaux qui contiennent des proportions élevées de matières fixes en dissolution ont, presque toutes, une saveur désagréable, une action purgative prononcée, ou une action altérante nuisible sur l'ensemble de la nutrition. Une eau peut contenir un demi-millième environ de certaines matières fixes que nous indiquerons plus loin, et être considérée encore comme une eau potable de bonne qualité. Mais voilà à peu près la limite d'impureté qu'une eau peut atteindre sans inconvénient.

La plupart des eaux potables de bonne qualité, et, en particulier, les eaux des fleuves et des rivières, contiennent généralement de 1 à 2 dix-millièmes de matières fixes.

La plupart des auteurs qui se sont occupés des qualités hygiéniques des eaux pensent qu'une eau potable est d'autant meilleure qu'elle se rapproche le plus de l'état de pureté, et que les seules substances étrangères à l'eau qui soient nécessaires pour en faire une eau potable d'excellente qualité sont l'air et l'acide carbonique qu'elle doit tenir en dissolution ; d'autres personnes soutiennent, au contraire, que certaines matières en petite proportion sont tout à fait nécessaires, non-seulement à la sapidité, mais encore à la bonne qualité des eaux.

Nous allons examiner cette question en discutant l'influence des chlorures, bromures, iodures, des sulfates, des azotates, des sels calcaires et magnésiens, sur la qualité des eaux.

Influence des sels calcaires sur la qualité des eaux.

Quand une eau contient plus d'un millième d'un sel calcaire en dissolution, elle est regardée comme impropre aux usages ordinaires de la vie : on la range parmi les eaux qu'on désigne habituellement sous les noms de *dures, crues*, etc.

Néanmoins tous les sels calcaires ne sont pas regardés comme nuisibles dans les eaux. La plupart des auteurs (1) pensent que non-seulement le bicarbonate de chaux, dans la proportion d'un demi-millième, n'est pas défavorable, mais encore qu'il constitue un élément utile des bonnes eaux. Voici ce qui peut légitimer cette exception en faveur du carbonate de chaux : dans les eaux potables, il existe une relation nécessaire entre les quantités d'acide carbonique et de carbonate de chaux qu'elles contiennent, qui rend presque toujours la proportion du sel calcaire inférieure ou peu supérieure à un demi-millième. Le carbonate de chaux en petite quantité peut être utile, dans certaines conditions de la digestion, en saturant un excès d'acidité du suc gastrique. L'acide carbonique en excès, de même que celui qui se dégage, peut favoriser la digestion stomacale, et le bicarbonate de chaux, sous ce rapport, rendrait un service analogue à celui qui est obtenu du bicarbonate de soude des eaux minérales alcalines; enfin la petite proportion de chaux que contiennent ces eaux peut utilement concourir à la nutrition des jeunes enfants en fournissant à leurs os un élément indispensable.

---

(1) Dupasquier, *Des eaux de sources et de rivières.*

Influence des sels magnésiens.

Les sels magnésiens solubles doivent être rangés parmi les produits inorganiques qui peuvent être administrés en proportion élevée sans déterminer d'accidents immédiats. Leur emploi médical journalier, les expériences de M. Bouchardat relatives à l'action du sulfate de magnésie sur les animaux qui vivent dans l'eau (1), ne laissent aucun doute à cet égard; mais sont-ils également inoffensifs lorsque, se rencontrant en proportion notable dans les eaux potables, ils interviennent tous les jours et à chaque instant dans la nutrition de l'homme?

Quelques observations nouvelles sembleraient indiquer le contraire; mais, avant de les adopter, une étude sévère des faits est indispensable. Peut-être ne doit-on rapporter les effets qu'on a attribués aux eaux magnésiennes qu'à une simple coïncidence qu'il serait alors très-important de voir bien préciser.

Influence des sulfates sur la qualité des eaux.

Le sulfate de chaux, en dissolution dans les eaux, joue un rôle très-différent de celui qu'on a attribué au bicarbonate de chaux. En effet, il n'a pas, comme ce dernier sel, la propriété de dégager un gaz favorable à l'action digestive, et, éminemment stable, il ne peut non plus fournir, par sa décomposition, un élément basique à un excès d'acidité gastrique. En outre, l'eau peut en dissoudre une proportion assez grande pour en acquérir une saveur douceâtre fort désagréable : enfin, comme tous les sulfates, il est susceptible de se décomposer sous l'influence d'une matière organique, en produisant du gaz sulfhydrique; ce qui le rend, comme nous l'indiquerons plus tard, un élément pernicieux pour

(1) *Recherches sur la végétation appliquées à l'agriculture*, p. 50.

les eaux qui, faute d'écoulement facile, sont exposées à séjourner plus ou moins longtemps sur le sol. Si l'on ajoute à ces considérations celles que nous avons déjà exposées, relativement à son action décomposante sur les savons et à ses propriétés incrustantes, on devra admettre que la présence, dans les eaux, du sulfate de chaux en quantités notables est une circonstance fâcheuse.

Influence des azotates sur la qualité des eaux.

Les azotates, bien qu'ils paraissent entrer dans toutes les eaux naturelles, se trouvent en trop faible quantité dans les eaux potables pour qu'on ait pu jusqu'ici apprécier rigoureusement si, même en très-petite proportion, ils exercent une action heureuse ou défavorable. Néanmoins il y a lieu de penser que l'azotate de chaux agit sur l'économie, comme dans les usages domestiques, d'une manière analogue au sulfate de chaux, tandis qu'il est éminemment favorable au développement de la végétation.

Influence des chlorures, bromures, iodures sur la qualité des eaux potables.

La très-faible quantité de chlorure de sodium (un millionième à peine) qu'on rencontre dans beaucoup d'eaux potables n'exerce vraisemblablement sur l'économie qu'une action indifférente, mais plutôt utile que nuisible. Si l'on a égard à la proportion beaucoup plus élevée de sel marin qu'on trouve dans les aliments, on comprendra sans peine qu'une si faible quantité de sel dans l'eau n'a d'autre effet que de concourir, avec les autres substances, à sa sapidité. Mais on doit remarquer que les chlorures en dissolution dans les eaux paraissent constamment accompagnés d'iodures et de bromures; et des recherches récentes, en démontrant que certains végétaux qui vivent dans les eaux douces jouissent de la propriété de s'assimiler ces sels, y ont établi leur présence d'une manière presque constante. Comme ces derniers sels, administrés chaque jour, même en quantité extrêmement faible, peuvent exercer sur l'organisme une action dont beaucoup de faits ont révélé la puissance, on devra attacher une grande importance à la détermination rigoureuse des chlorures, iodures et bromures dans les eaux potables. Peut-être trouvera-t-on, soit dans leur présence, soit dans leur absence bien constatée, l'explication de faits qui pourront conduire à d'utiles applications.

En résumé, on voit, par cette courte exposition, combien l'analyse chimique a encore à faire pour éclairer les problèmes importants qui se rattachent à l'hygiène des eaux potables. Si jusqu'ici on a pu dire avec quelque fondement que l'analyse chimique ne suffit pas pour que l'on puisse déclarer, d'après ses résultats, qu'une eau potable est de bonne ou de mauvaise qualité, et qu'il faut n'affirmer qu'une eau est propre aux usages hygiéniques qu'après s'être assuré, par une enquête, que ceux qui en boivent n'éprouvent aucun inconvénient de son usage, et que leur constitution et leur santé n'en ont reçu aucune modification fâcheuse; si cette réserve est encore nécessaire aujourd'hui, nous avons l'espérance que, grâce au développement que prendront nécessairement ces recherches, les problèmes les plus importants de l'hygiène des eaux pourront prochainement, sinon être entièrement éclaircis, au moins marcher à grands pas vers une solution scientifique.

DES EAUX STAGNANTES,

PAR M. DUBOIS (d'Amiens).

S'il est une question qui se rattache intimement à la pensée qui a créé cet *Annuaire*, c'est assurément celle de l'influence des eaux stagnantes sur la salubrité; elle est d'une importance capitale pour la France, qui comprend plus de 450,000 hectares de marais (1); plus grande encore pour l'Algérie, qui offre un si grand nombre de centres marécageux dont les émanations ont été si préjudiciables à nos soldats et à nos colons. On a prétendu que les marais de la France, convertis en terres labourables, ajouteraient plus de 7 millions aux revenus de l'État, et nourriraient plus d'un million d'habitants; cette évaluation n'a pu être qu'approximative, mais elle n'en atteste pas moins les effets pernicieux qui résultent des émanations des marais et les progrès qu'il reste à faire pour leur desséchement. Malheureusement, on ne possède encore qu'un très-petit nombre de documents précis sur la composition des eaux stagnantes et des sols marécageux de la France; nous allons nous borner à rappeler rapidement les faits principaux qui paraissent le mieux établis, et à indiquer les questions qu'il importe le plus d'étudier par l'expérience et par l'observation.

On sait combien ont été nombreuses les hypothèses émises à ce sujet; les théories ont éprouvé presque autant de variations que les systèmes successivement adoptés en médecine :

---

(1) Les documents officiels publiés jusqu'ici ne permettent que fort imparfaitement de se former une idée des surfaces occupées en France par les sols marécageux. En effet, dans les deux séries de tableaux publiés dans la *Statistique de la France,* sous ces titres : *Étendue de chaque espèce de sol formant le territoire,* et *Division agricole du territoire,* les sols marécageux se répartissent d'une manière indéterminée sur plusieurs colonnes; ainsi les oseraies, aulnaies et saussaies occupent en France, d'après ces tableaux, 64,490 hectares; les landes, pâtis et bruyères, 7,790,672 hectares; les étangs, marais et canaux d'irrigation, 269,432 hectares. D'après les mêmes documents, le sol limoneux ou marécageux n'occuperait que 284,464 hectares; mais le département de l'Ain, qui, y est-il dit, renferme des marais étendus et des étangs nombreux, y figure pour néant, tandis qu'il est représenté pour 214,000 hectares dans les sols argileux, qui occuperaient en France une superficie de 2,232,885 hectares. On voit qu'il est à peu près impossible de conclure de ces chiffres l'étendue, même approximative, des sols marécageux de la France : donnée qui serait, cependant, d'un si grand intérêt pour l'agriculture et l'hygiène publique.

on connaît la théorie des *animalcules*, celle des *iatro-chimistes*, le système des *gaz*, etc., etc. On sait aussi que, pour trancher la difficulté, quelques médecins ont pris tout simplement le parti de nier l'existence de ces émanations, et d'attribuer les effets désastreux qui en résultent à l'influence du froid et de l'humidité.

Néanmoins presque tous les auteurs qui ont écrit sur les émanations marécageuses ont reconnu que jamais l'air n'est plus préjudiciable à la santé qu'après la retraite ou l'évaporation des eaux d'un marais ou d'un étang, lorsque la vase, exposée aux rayons du soleil, subit l'influence d'une température élevée. On admet assez généralement que les grandes pièces d'eau qui ne sont point exposées à ces alternatives sont loin de présenter les mêmes dangers.

Il en résulte qu'à l'aide de travaux bien dirigés on peut conserver, sans aucun inconvénient pour l'hygiène publique, les grands réservoirs d'eau dont l'utilité a été reconnue, soit pour prévenir les inondations, soit pour établir de grandes irrigations, soit pour l'empoissonnement.

Des faits rapportés par les savants qui ont étudié avec le plus de soin les causes et les effets des émanations marécageuses (Gaetano Giorgini, F. Daniell, Darwin, Gardner, Laird, Boussingault, Savi, etc.), on peut déduire les conclusions suivantes :

L'insalubrité de l'air des localités marécageuses paraît principalement déterminée par la réaction des matières organiques sur les sulfates, qui donne naissance à des produits délétères, parmi lesquels on a signalé la présence du gaz sulfhydrique.

Cette réaction peut s'établir non-seulement par le mélange des eaux de mer avec les eaux douces, mais encore toutes les fois que les terrains contiennent des sulfates, des matières organiques, de l'eau, et que la température est élevée. Ces effets s'observent surtout pendant les chaleurs, quand les terrains marécageux se dessèchent, et lorsque les pluies d'été viennent à les humecter de nouveau.

Rien ne prouve jusqu'ici que ce soit au gaz sulfhydrique qu'il faut attribuer les effets des émanations marécageuses; mais ce qui paraît bien établi, c'est que la réaction qui donne naissance aux miasmes produit souvent l'acide sulfhydrique (1).

Quoi qu'il en soit, l'existence de ces émanations ne saurait être sérieusement contestée; entraînées avec la vapeur d'eau, elles exercent leur action sur de vastes étendues, et les vents peuvent la répandre au loin. Elles s'introduisent dans l'économie animale soit en se déposant à la surface du corps, soit en entrant avec l'air dans les poumons, ou avec les aliments dans les voies digestives. Elles sont invisibles; on aperçoit seulement à la surface des marais une sorte de brume ou de nuage, quelquefois d'une odeur désagréable, et qui se dégage d'une manière plus ou moins appréciable en raison de la nature des eaux et de l'élévation de la température.

Les marais de la France sont, en général, pourvus d'une petite quantité d'arbres; ce sont des Saules, des Peupliers, des Aunes, des Bouleaux, des Frênes, et, plus rarement, quelques Chênes; mais on y trouve souvent d'excellents pâturages. Les Renoncules, l'Iris, la Ciguë croissent en abondance dans les marais (2), mais on y trouve en même temps

---

(1) M. Payen a constaté que, dans les dix fabriques d'acide borique des Maremmes, où les *suffioni* lancent sans cesse des torrents de gaz sulfhydriques, dont l'odeur forte domine dans l'air, les ouvriers nombreux, leurs femmes et leurs enfants n'éprouvent aucune maladie endémique, tandis que non loin de là l'influence de la *malaria* règne dans les vallées où l'on ne ressent aucune odeur d'acide sulfhydrique.

(2) Nous avons réuni ici les noms des plantes les plus habituelles aux terrains submergés ou marécageux de la France. Les lettres C., CC., CCC., R., signifient commune, très-commune, extrêmement commune, rare; les lettres N. S. E. O. signifient Nord, Sud, Est, Ouest.

PLANTES TOUJOURS SUBMERGÉES OU FLOTTANTES.

Ranunculus aquatilis, CCC.— Partout.
Nymphœa alba, CC.
Nuphar lutea, CC.
Isnardia palustris, C. — N. O. — Rarement émergé.

les gracieuses corolles du Nénuphar et de la Sagittaire; rien de plus variable, d'ailleurs, que cette végétation, suivant que les plantes vivent plongées dans les eaux ou flottantes

---

Myriophyllum spicatum, C.
— *verticillatum*, C.
— *alterniflorum*. — O.
Callitriche aquatica, Huds. et variétés, CC.
Ceratophyllum demersum, CCC.
— *submersum*, C.
Helosciadium nodiflorum, CC. — Rarement émergé.
— *inundatum*. — O.
Utricularia vulgaris, C.
Vallisneria spiralis, L.—Seulement dans le S., où il encombre le canal du Languedoc et ceux des environs d'Arles.
Hydrocharis Morsus ranæ, C.
Alisma natans. — O.
Potamogeton. — Tous. — Les plus communs sont :
— *natans*, CCC.
— *lucens*, C.
— *densum*, CCC.
— *crispum*, C. — Eaux calcaires.
Ruppia maritima, CC. — Eaux saumâtres des bords de la mer.
Zannichellia palustris, CC.
Zostera marina, CCC. — Océan.
— *mediterranea*. Méditerranée.
Caulinia oceanica.—Océan et surtout Méditerranée.
Naias major.
Scirpus fluitans, C.
Lemna minor, CCC.
— *gibba*, C.
— *trisulca*, C.
Lemna polyrrhiza, CC.
Chara vulgaris, CC.
— *hispida*, C.
Nitella glomerata, C.
— *translucens*, C.
— *fragilis*, CC., et beaucoup d'autres encore.
Fontinalis antipretica, CC. — Eaux courantes.
Hypnum riparium, C., et un grand nombre d'autres mousses, des *Hepaticées*, telles que le *Marchantia conica*, et toutes les algues d'eau douce et marines, qui sont en nombre considérable. Les *Zygnema quininum* et *Zygnema deciminum* sont les plus communes, et forment ces tapis d'un vert brillant qui flottent sur nos mares.
L'Anabaina monticulosa flotte sur les eaux minérales de Néris.

PLANTES DES MARAIS ET DU BORD DES EAUX.

Ranunculus Flammula, CC.
— *sceleratus*, C.
— *ophioglossifolius*, S.
Caltha palustris, CCC.
Nasturtium officinale, CC. — Cresson. — Souvent submergé.
— *palustre*, C. — Souvent submergé.
— *amphibium*, C.
Drosera rotundifolia, C. — Tourbières.
— *intermedia*, CC. — Tourbières. — Seulement dans l'O.
— *anglica*. — N. — Tourbières.
Parnassia palustris. — Rare en plaine, CC. dans les montagnes.
Cerastium aquaticum, C.
Hypericum Elodes, CC.— Quelquefois submergé.
Trifolium Michelianum. — Rare. — O. — Serait très-bon à utiliser comme fourrage dans les marais argilo-calcaires.
Lotus major, C.
Spiræa ulmaria, CC.
Potentilla Comarum.—Tourbières des terrains plutoniques, volcaniques et palæozoïques.
Epilobium hirsutum, CC. — Et presque tous les autres, *molle*, *tetragonum*, *palustre*, *etc*.
Lythrum Salicaria, CCC.
— *Græfferi*, S.
Peplis portula, C.
Corrigiola littoralis, C. — Sables mouillés.
Tillæa muscosa.—Sables mouillés.
Saxifraga ajugæfolia. — Dans les hautes montagnes.

à la surface, ou se tiennent sur le bord des eaux ou sur des terrains inondés surtout pendant l'hiver.

Mais on ne voit croître avec vigueur que les plantes aqua-

Saxifraga stellaris. — Dans les hautes montagnes.
Chrysosplenium oppositifolium.— Dans les montagnes.
— *alternifolium.* — Dans les montagnes.
Sium angustifolium, CCC. — Souvent inondé.
OEnanthe Phellandrium, C.
— *fistulosa*, CCC.
Cicuta virosa, R.
Hydrocotyle vulgaris, C.
Galium palustre, CC.
— *uliginosum*, C.
Valeriana dioica, CC.
Cirsium palustre, CC.
Inula dysenterica, CC.
Bidens tripartita, CC.
— *cernua*, C.
Lobelia urens, CCC. — Caractérise l'O.
Vaccinium Oxycoccos.—Tourbières des montagnes et du N.
Menyanthes trifoliata, C.—Souvent submergé.
Swertia perennis, R. — Tourbières des montagnes.
Villarsia nymphoides.
Gentiana Pneumonanthe, C.
Exacum Candollei. — O.
Myosotis perennis, CC.
Scrobularia aquatica, CC.
Limosella aquatica. — Sables.
Pedicularis palustris, C.
Gratiola officinalis, C.
Veronica anagallis, C.
Stachys palustris, C.
Mentha Pulegium, CC.
Scutellaria galericulata, C.
— *minor.*
Pinguicula vulgaris, C. — Tourbières.
— *lusitanica*, C. dans les marais de l'O. seulement.
grandiflora, C. — Dans les montagnes.
Lysimachia vulgaris, CCC.
Anagallis tenella, CC.
Samolus Valerandi, C.
Littorella lacustris, C.
Rumex Nemolapathum, CCC.
— *maritimus*, CC.
— *aquaticus*, CC.—Et plusieurs espèces moins communes.
Polygonum Persicaria, CCC.
— *Hydropiper*, CC.
— *mite*, C.
— *lapathifolium*, CC.
Alisma ranunculoides, C.
— *Plantago*, CCC.
— *Damasonium*, C. dans l'O.
Sagittaria sagittifolia. — Souvent submergée, et alors change tout à fait de face.
Butomus umbellatus, CC.
Triglochin palustre, C.
Spiranthes æstivalis, C.
Epipactis palustris, C.
Iris Pseudo-Acorus, CC.
Juncus conglomeratus, CCC.
— *bufonius*, CCC.
— *Tenageya*, C.
— *bulbosus*, C.
— *pygmæus*, O.
— *capitatus*, C.
— *lamprocarpos*, CC.
— *acutiflorus*, CC.
— *obtusiflorus*, CC.
Typha latifolia, CC.
— *angustifolia*, C.
Sparganium simplex, C.
— *ramosum*, CC.
Cyperus longus. — R. au N. et à l'E., CC. à l'O. et au S.
— *fuscus*, CC.
— *flavescens*, C.
Schœnus nigricans, C.
Cladium Mariscus, C.
Rhynchospora alba, C.
Heleocharis palustris, CCC.
Scirpus Bœothrion, C.—Sables éloignés de la mer.
— *Savii*, CC. — Sables près de la mer.
— *lacustris*, CC.
Scirpus maritimus, CC.
— *silvaticus*, CC., etc., etc.
Eriophorum polystachyum, CC.
— *angustifolium*, CC.
— *vaginatum.* — Montagnes.

tiques; les arbres y sont généralement chétifs, rabougris, et il est difficile d'amener leurs fruits à une complète maturité; ceux-ci restent gorgés de sucs aqueux, sans saveur et sans arome.

Les céréales sont de qualité très-inférieure, les plantes potagères ne réussissent qu'imparfaitement, les légumineuses sont froides et abondent aussi en principes aqueux.

Mais c'est surtout le règne animal qui paraît souffrir de l'action des effluves; les grandes espèces dépérissent rapi-

---

Carex. — C'est spécialement le genre de plantes des marécages. On en compte environ quatre-vingts espèces en France, dont un petit nombre habite les lieux secs.
— *pulicaris*, C.
— *disticha*, CCC.
— *vulpina*, CC.
— *paniculata*, CC.
— *cespitosa*, CCC.
— *acuta*, CCC.
— *hirta*, CC.
— *flava*, CCC.
— *distans*, C.
— *panicea*, CC.
— *vesicaria*, CCC.
— *ampullacea*, C.
— *paludosa*, CC.
— *riparia*, CCC.
Graminées. — Ce sont plutôt les plantes des prairies.
Leerzia oryzoides. — O.
Agrostis stolonifera, CCC.
Alopecurus geniculatus, CCC.
Glyceria fluitans, CCC.
Calabrosa aquatica, C.
Molinia cærulea, CC. — Marais des montagnes.
Arundo phragmites, CC.
Puis dans les cryptogames.
Equisetum palustre, CCC.
— *arvense*, CC.
— *fluviatile*.
— *multiforme*, *etc.*, *etc.*
Osmunda regalis, C.
Polystichum Thelypteris, C.
Lycopodium inundatum.
Un nombre considérable de Mousses et quelques Jungermannes.
Les Sphagnum caractérisent les tourbières.

La végétation des prairies maritimes, inondées par le flux et laissées ensuite à sec, présente un caractère à part. Sur les côtes de l'Océan, on y trouve le *Carex extensa*, les *Spartina*, le *Festuca maritima*, le *Triglochin maritimum*, le *Statice dichotoma*, l'*Aster tripolium*, les *Salsola*. Un peu plus loin, près des eaux saumâtres, le *Statice limonium, occidentalis*, l'*Adenarium peploides*, l'*Arenaria marginata*, le *Glaux maritima*, *Plantago maritima*, *etc.* On retrouve une partie de cette végétation dans les marais qui contiennent du sel, comme à Vic, Dieuze et aux environs de Saint-Nectaire. Les marais d'eau saumâtre du midi de la France sont caractérisés principalement par les *Salsola, Salicornia, Hordeum maritimum, Inula erithmoides, Juncus maritimus, Poa littoralis, Polypogon maritimus, Scirpus littoralis, Statice, Sonchus maritimus, Triglochin Barrelieri, etc.* Le *Saccharum Ravennæ* se trouve dans les marais de la Provence seulement.

dement, même dans la Bresse, où les pâturages sont abondants; les races de chevaux et de bœufs paraissent s'y dégrader en peu de temps; Montfalcon a vu que, là où les vaches et les bœufs sont obligés de chercher leurs aliments dans des étangs boueux, ils languissent et ne tardent pas à périr.

Que si, maintenant, nous examinons les effets que les émanations marécageuses produisent sur l'homme, nous verrons que tantôt ils se traduisent par une altération progressive et générale de l'économie, et tantôt par des accidents plus ou moins graves, mais toujours rapides.

Dans le premier cas, c'est une modification profonde de l'économie animale, une manière d'être toute particulière. Les hommes, dans ces contrées, sont, en général, d'une petite stature; leur peau est d'un blanc mat et comme blafard, les chairs molles, tuméfiées et comme atteintes d'une sorte de bouffissure, le ventre est volumineux et tendu; la puberté y est tardive et la vieillesse précoce. Sausset et Price ont estimé que la vie moyenne ne va pas au delà de vingt-six ans : Condorcet l'avait estimée à dix-huit seulement.

Calculée d'après les relevés des décès d'un siècle dans les communes de Saint-Trivier, Villars et Saint-Nizier, en Bresse, la vie moyenne a été trouvée de vingt à vingt-deux ans.

« Dans l'espace de vingt-deux ans, dit Montfalcon, la population de dix communes de la partie marécageuse du département de l'Ain, qui était, en 1786, de 3,606 habitants, avait diminué de 1/8; dans la Sologne, le nombre des décès l'emporte de beaucoup sur celui des naissances; on compte, année moyenne, dans la commune de Châtillon, 184 naissances 5/10, et 204 décès 6/10, et on estime que le déficit est encore plus considérable dans d'autres parties de la Bresse (1). »

(1) Nous empruntons le tableau suivant au rapport présenté en 1850, au conseil général du Loiret, par M. Becquerel :

Que si on consulte à ce sujet les recherches de Delorme, Groffier Pacoud, Rossi et Fodéré pour la Bresse, on verra qu'une excessive mortalité atteint les nouveau-nés, puis qu'elle se montre de nouveau de la trente-cinquième à la cinquantième année; les mariages y sont nombreux et assez féconds, ce qui s'explique par le bas prix des denrées, la certitude du travail et la facilité de la vie; mais, si la population ainsi décimée ne finit pas par disparaître entièrement, il faut l'attribuer au renouvellement de cette population par l'arrivée continuelle des *immigrants* qu'y attire cette même facilité de la vie, cette assurance d'y trouver des champs à ense-

DÉSIGNATION DES CANTONS.	SURFACE des étangs pour 1,000 hectares.	POPULATION par kilomètre carré.	DURÉE de la vie moyenne ou rapport de la population aux naissances annuelles.
DÉPARTEMENT DU CHER.	hect.		ans.
Cantons d'Argent, la Chapelle-d'Angilon, Aubigny et Vierzon	6	13 40	30 04
DÉPARTEMENT DU LOIRET.			
Cantons de la Ferté et de Sully (moins la ville de Sully)	41	11 31	22 33
Cantons de Cléry, Jargeau et Gien	7	22 50	30 64
DÉPARTEMENT DE LOIR-ET-CHER.			
Cantons de la Motte-Beuvron, Romorantin et Salbris (moins la ville de Romorantin)	45	15 40	29 40
Cantons de Bracieux, Saint-Aignan, Selles-sur-Cher et Contres	14	37 20	34 34

mencer et des fermes à bas prix; toutefois, même avec les immigrations, le chiffre des décès y abaisse continuellement le niveau de la population.

Pour se rendre compte avec une entière certitude de l'influence des marais sur la proportion des naissances aux mortalités, il faudrait posséder ces données statistiques pour toutes les communes, ou au moins pour chaque canton, en y comprenant les populations rurales. Malheureusement, l'état actuel de la statistique ne nous fournit point ces documents. Néanmoins nous trouvons, dans le premier volume de la *Statistique de la France* publié par l'administration, des renseignements sur le mouvement de la population dans les *villes* chefs-lieux d'arrondissement. Ces chiffres permettent déjà de tirer quelques conclusions à cet égard Ainsi, dans le département de l'Ain, des cinq chefs-lieux d'arrondissement, deux sont situés dans les montagnes du Jura, ce sont les villes de Belley, Nantua; deux sont placés dans la plaine marécageuse de la Bresse, ce sont les villes de Bourg et de Trévoux; et un dernier, Gex, gît au pied des montagnes et sur la limite du terrain alluvial du Rhône. Voici les nombres qui, pour chacune de ces villes et pour une moyenne de 10 ans (1826 à 1835), représentent annuellement l'accroissement ou la diminution de la population.

	Accroissement.	Diminution.
Belley	26 3	»
Nantua	18 4	»
Gex	»	6 2
Bourg	»	72 8
Trévoux	»	62 7

Dans la Charente-Inférieure, des six chefs-lieux d'arrondissement, trois, savoir Saintes, Jonzac, Saint-Jean-d'Angély, sont, par leur position, presque à l'abri des influences paludéennes; un, la Rochelle, y est en partie exposé; les deux autres, Rochefort et Marennes, sont entourés de marais. Voici les chiffres qui résultent de cette même statistique pour ces différentes villes :

	Accroissement.	Diminution.
Saintes........................	43 1	»
Saint-Jean-d'Angély............	41 9	»
Jonzac.........................	1 9	»
La Rochelle....................	7 2	»
Rochefort......................	»	360 »
Marennes.......................	»	28 6

Dans le Gard, deux chefs-lieux d'arrondissement, le Vigan et Alais, sont placés à une certaine hauteur, sur les terrains anciens ou secondaires; deux autres, Uzès et Nîmes, sont situés, l'un au milieu d'une vallée tertiaire, l'autre à la limite de la grande plaine caillouteuse et marécageuse qui s'étend jusqu'aux embouchures du Rhône. Voici les chiffres correspondants :

	Accroissement.	Diminution.
Le Vigan.......................	28 5	»
Alais..........................	57 4	»
Uzès...........................	»	11 3
Nîmes..........................	»	50 9

D'autres départements offriraient des faits analogues. Ainsi, dans les Bouches-du-Rhône, si on compare le mouvement de la population à Arles et à Marseille, de 1825 à 1834, on trouve pour celle-ci un accroissement moyen annuel de 147, et pour la première une diminution de 45. Ce dernier résultat est d'autant plus frappant, que l'on sait quelle influence ont sur l'accroissement de la mortalité les grandes concentrations de population comme Marseille. Dans l'Hérault, l'*accroissement* moyen de la population, pour les villes de Saint-Pons et de Lodève, est de 48; la *diminution*, pour les villes de Montpellier et de Béziers, de 45.

On trouverait, il est vrai, d'autres chiffres moins probants que ceux-ci ou même contraires, tels, par exemple, que celui qui représente le mouvement de la population à Romorantin, lequel indique un accroissement considérable et supérieur à celui de Vendôme, dans le même département (1). Néanmoins la statistique permet d'établir, comme on le voit, un avantage incontestable en faveur des localités qui, sous la même latitude et à peu de distance les unes des autres, sont plus éloignées des foyers d'exhalaisons.

L'action pathologique des émanations des marais se manifeste par des maladies ayant pour caractère principal des exacerbations périodiques désignées sous le nom d'accès, et affectant divers types, dont les plus fréquents sont les types tierces, les types quartes et quotidiens.

Les symptômes ne se déclarent communément qu'après un intervalle qui varie de quelques heures à quelques jours, et qu'on appelle *incubation;* c'est surtout au printemps et plutôt encore pendant l'automne que se déclarent les fièvres d'accès au voisinage des marais; de là les fièvres dites *vernales* et les fièvres *automnales :* les premières affectant plutôt le type tierce et les secondes le type quarte.

Ces fièvres ont encore été distinguées, à raison du danger qu'elles présentent et de la rapidité de leurs accidents, en fièvres simples ou *bénignes* et en fièvres *pernicieuses.* Presque toujours elles sont accompagnées d'une intumescence considérable de la rate ; en quelques circonstances, du foie et des autres viscères abdominaux; puis elles amènent des hydropisies de la cavité abdominale.

Les fièvres intermittentes pernicieuses se déclarent de préférence à la fin de l'été et au commencement de l'automne, lorsque, l'eau des marais étant presque entièrement évaporée, la vase reste à nu et en contact avec l'air atmosphérique. Elles se montrent quelquefois sous les types quotidien et quarte, mais elles affectent le plus souvent les types tierce

(1) Cette contradiction n'est, d'ailleurs, qu'apparente. On sait, en effet, que la *ville* de Romorantin, à laquelle s'applique le chiffre précité, est située dans une position très-avantageuse, et que ses conditions de salubrité ne peuvent nullement représenter celles des plaines de la Sologne, qui l'entourent.

et double tierce, et, dès le premier accès, se manifeste leur caractère dominant (1).

Indépendamment des fièvres d'accès, il est un grand nombre de maladies qu'on est en droit de rapporter à l'action des émanations marécageuses; ainsi on doit placer en première ligne les maladies du système lymphatique, soit primitives, soit consécutives à des fièvres intermittentes; les dyssenteries ont été également observées dans le voisinage des marais. Il en est de même des affections catarrhales; ajoutons que, bien que dans ces derniers temps quelques médecins aient voulu établir une sorte d'*antagonisme* entre les fièvres intermittentes et la phthisie tuberculeuse, de telle sorte que, là où on constaterait les fièvres d'accès, la phthisie serait à peu près inconnue, rien n'est encore moins prouvé, et que ces maladies ne paraissent pas s'exclure mutuellement.

En résumé, pour arriver à des connaissances positives sur l'action des eaux marécageuses, on voit que non-seulement l'analyse exacte de ces eaux est indispensable, mais qu'on doit donner des notions précises sur la nature des terrains qui les supportent, qu'on doit recueillir les gaz qui se dégagent des boues qui se dessèchent, et procéder avec le plus grand soin à leur analyse qualitative et quantitative; des indications exactes sur la faune et la flore des marais et des

(1) M. le docteur Ancelon a observé, sur les bords du grand étang de Lindre (Meurthe), des fièvres typhoïdes et des fièvres charbonneuses alternant avec des fièvres intermittentes ainsi qu'il suit :

La première année de mise en eau de l'étang, au commencement du printemps ou à la fin de l'automne, on voit des endémies de fièvres intermittentes se déclarer dans les deux villages de Lindre-Basse et d'Assenancourt, puis, dans le cours de la seconde année et lorsque l'étang est plein d'eau, surviennent des endémies de fièvres typhoïdes dont le principal foyer est dans la commune de Guermange. Quant aux fièvres charbonneuses, elles ne se montrent que pendant l'été de la troisième année, lorsqu'on met en culture la vase et les débris de poissons retirés de l'étang; le point de départ de cette dernière endémie est dans la commune de Tarquimpol, au sud de l'étang de Lindre.

étangs dont on aura analysé les eaux ajouteront au travail un complément utile. Enfin, pour ce qui concerne les effets pathologiques, ils devront être déduits de données statistiques dégagées, autant que possible, des influences étrangères à l'action des émanations marécageuses.

II

DOCUMENTS ANALYTIQUES.

VERSANT DU NORD-OUEST OU DE LA MANCHE.

BASSIN DE LA SEINE.

La Seine arrose un territoire dont la superficie est évaluée à 7,780,000 hectares, et qui comprend, en totalité ou en partie, les départements de la Nièvre, de l'Yonne, de la Côte-d'Or, de l'Aube, de la Haute-Marne, de la Marne, des Ardennes, de l'Aisne, de l'Oise, de Seine-et-Oise, de la Seine, de Seine-et-Marne, du Loiret, d'Eure-et-Loir, de l'Eure et de la Seine-Inférieure. La partie centrale de ce bassin, géologiquement très-bien définie, a reçu le nom de *bassin tertiaire parisien*. Il est entouré, avec une grande régularité, sur la moitié orientale de son pourtour, par une ligne circulaire de collines jurassiques dont les couches, sortant successivement les unes de dessous les autres, se relèvent vers l'extérieur du bassin et enceignent concentriquement les diverses assises du terrain crétacé; à l'ouest, il a pour limites le plateau uniforme de la Beauce, qui le sépare du domaine de la Loire.

De sa source jusqu'à son embouchure, la Seine se développe sur une longueur de 800 kilomètres environ, et reçoit six affluents principaux, savoir,

Sur la rive droite, l'Aube, qui, comme la Marne et la Meuse, provient du haut plateau de calcaire jurassique de Langres ;

La Marne, qui, sur un développement de 470 kilomètres, traverse la formation jurassique de Langres à Saint-Dizier ; de Saint-Dizier à Épernay, les terrains de grès vert et de craie, enfin les terrains tertiaires jusqu'à Charenton ;

L'Oise, qui, de la limite nord-ouest du bassin, du côté de l'Ardenne, coule, sur un développement de 255 kilomètres, vers Pontoise, après avoir reçu l'Aisne et l'Aire, qui lui portent les eaux du grand plateau jurassique;

Sur la rive gauche, l'Yonne, qui, prenant sa source dans les terrains porphyriques et granitiques du Morvan, reçoit, sur un développement de 250 kilomètres, le Serain et le Cousin, provenant des mêmes formations et traversant, comme elle, la ceinture des terrains secondaires; l'Armançon, qui coule uniquement au travers de ces derniers, et le Loing, qui, à l'exception de quelques points, où son lit atteint la craie, coule presque exclusivement sur le terrain tertiaire moyen ;

L'Eure, qui reçoit les eaux du versant nord du grand plateau de calcaire lacustre de la Beauce ;

Enfin la Rille, dont le lit est presque entièrement creusé dans le terrain crétacé inférieur, et n'atteint la Seine que vers son embouchure, près de Quillebœuf.

La Seine débite à Paris, à l'étiage, 75 mètres cubes par seconde, 250 dans son état moyen, et, dans ses plus fortes crues, elle a débité, d'après M. Dausse, jusqu'à 1,400 mètres cubes. Cette rivière, dans son cours inférieur, à partir de Paris, s'étend dans une grande plaine diluvienne et alluviale qui lui permet de nombreux contours, et elle ne vient baigner le pied des collines de craie que sur un petit nombre de points. La masse considérable de matières meubles qu'elle charrie forme, non loin de son embouchure, des bancs dont la présence est très-nuisible à la navigation, et contre lesquels l'art des ingénieurs a déployé toutes ses ressources.

En résumé, on voit que, si l'on excepte l'Yonne et deux de ses affluents, qui prennent leur source au milieu de roches cristallines, la Seine et les principaux cours d'eau qu'elle reçoit traversent des terrains où le calcaire est la substance minérale de beaucoup la plus dominante, et ce n'est que dans le centre du bassin, et autour de Paris, que les sources qui sortent des collines de gypse viennent ajouter à ses eaux ce nouvel élément en quantités relativement fort petites.

La composition des eaux du bassin de la Seine a été l'objet d'un bien plus grand nombre de recherches que celle des eaux des autres bassins; l'importance que depuis quarante ans on a attachée à la grande question de la distribution des eaux dans Paris explique la multiplicité et l'importance de ces recherches, qui ont été successivement exécutées par MM. Thénard et Colin, Vauquelin et Bouchardat, Lassaigne, Boutron et O. Henry, H. Deville, Payen; enfin, par MM. Girardin et Preisser, pour la Seine-Inférieure.

Un assez petit nombre d'analyses ont été exécutées jusqu'ici sur les eaux des sources ou des principaux affluents de la Seine. Ces recherches offriraient cependant un grand intérêt, car elles feraient connaître successivement des eaux provenant d'un assez grand nombre de formations géologiques, depuis les terrains les plus anciens jusqu'aux terrains tertiaires.

Nous allons passer en revue les travaux qui se rapportent à ce bassin important.

Eaux du département de l'Yonne.

1° *Eau de la source des Pannats à Avallon, analysée par MM. Vauquelin et Bouchardat* (1).

		gr.
Substances fixes....	Acide silicique....................	0,021
	Carbonates de chaux et de potasse...	0,032
	Chlorures de sodium et de calcium...	0,013
		0,066

La source sort d'une roche granitique, et aucun des filets d'eau qui la forment ne traverse de roches d'autre formation. Elle est remarquable par la faible proportion de matières fixes qu'elle renferme. La potasse n'existe probablement point naturellement dans cette eau à l'état de carbonate, mais bien à l'état de silicate.

2° *Eau du Cousin, prise à Avallon; analysée par MM. Vauquelin et Bouchardat.*

		gr.
Substances fixes........	Acide silicique..................	0,010
	Carbonate de chaux..............	0,043
	Sulfate de chaux....	Traces à peine sensibles.
	Chlorures de calcium et de sodium.	0,015
	Substances organiques............	Traces.
		0,077

Le Cousin est une petite rivière coulant près d'Avallon, dans une vallée profonde creusée dans des rochers granitiques.

3° *Analyse des eaux d'une fontaine d'Auxerre, faite sur l'invitation du conseil d'administration de cette ville, par M. Bouchardat* (2).

		lit.
Produits gazeux........	Acide carbonique...............	0,0375
	Oxygène........................	0,0038
	Azote..........................	0,0153

(1) *Journal de pharmacie*, janvier 1830.
(2) *Chimie élémentaire*, 3e édition, p. 291.

		gr.
Substances fixes	Carbonate de chaux	0,298
	Carbonate de magnésie	Traces.
	Sulfate de chaux	Traces.
	Chlorure de calcium	0,015
	Chlorure de magnésium	Traces.
	Chlorure de sodium	0,008
	Matières organiques	Traces.
	Acide silicique	Traces.
		0,321

Eaux qui alimentent les fontaines publiques de Paris.

Voici l'énumération des eaux qui ont été analysées et les positions dans lesquelles elles ont été puisées :

Eau de la Seine avant sa jonction avec la Marne ;
— avant son entrée dans Paris (rive droite);
— avant son entrée dans Paris (rive gauche);
— au point de réunion des deux bras qui entourent la cité;
— prise au pont d'Ivry.
— prise au pont Notre-Dame ;
— prise au Gros-Caillou ;
— prise à Chaillot ;
— prise à Bercy ;
— prise au Port-à-l'Anglais ;

Eau de la Marne prise au pont de Charenton ;
— d'Arcueil prise au château d'eau de l'observatoire ;
— d'Arcueil prise à la fontaine de la place Saint-Michel
— d'Arcueil prise au palais de l'Institut ;
— de Belleville ;
— des Prés-Saint-Gervais ;
— du puits artésien de Grenelle ;
— de la Bièvre prise à Amblainvilliers ;
— de la rivière de l'Ourcq, prise à Mareuil ;
— de la Collinance ou Grivette ;
— du Clignon ;
— de la Gergogne ;
— de la Thérouenne ;
— de la roche de Crégy ;
— du Rutel ou du ru de Villenoy ;
— de la Beuvronne ;
— du Mory ;
— du canal de l'Ourcq, prise à la gare circulaire de la Villette;

Eau du canal de l'Ourcq, prise au-dessus de la première écluse de Saint-Denis;
— du canal de l'Ourcq, prise au bassin de la Villette, à l'entrée du canal de l'Ourcq;
— du canal de l'Ourcq, prise dans le canal de ceinture, à la Bâche-Saint-Laurent;
— du canal de l'Ourcq, prise au bassin Saint-Victor.

1° EAU DE LA SEINE.

L'eau de la Seine, qui, au moyen des pompes à feu de Chaillot et du Gros-Caillou et de la machine hydraulique du pont Notre-Dame, alimente une partie des fontaines de Paris, a été l'objet de travaux analytiques importants, soit qu'ils aient été entrepris spontanément par leurs auteurs, soit qu'ils aient été provoqués par les diverses administrations qui ont eu dans leurs attributions l'hygiène et la salubrité publiques.

Sans rappeler ici tous ces travaux, qui remontent à plus de deux siècles, il en est cependant quelques-uns qui méritent de fixer l'attention.

En 1766, quand M. Deparcieux, membre de l'Académie des sciences, publia son second mémoire qui avait pour but d'amener à Paris les eaux de la rivière d'Yvette au moyen d'un aqueduc, de les recueillir dans un réservoir placé à l'Estrapade, pour de là les répandre dans tous les autres quartiers, il émit le vœu qu'une commission composée de médecins et de chimistes (1) désignés par la faculté de médecine voulût bien faire une analyse exacte de cette eau, et la comparer avec celles qui passaient alors pour les plus pures et les plus accréditées. Du nombre de ces dernières se trouvaient les eaux de Ville-d'Avray et de Sainte-Reine, qui servaient de boisson au roi, à la reine et à la famille royale quand ils habitaient Versailles, et celles de la Seine et d'Ar-

(1) Les commissaires étaient MM. Majault, Roux, Poissonnier, d'Arcet père et Delarivière.

cueil. Ce travail, qui se ressent naturellement des moyens imparfaits d'analyse dont on disposait à cette époque, est cependant remarquable par les soins extrêmes et les précautions minutieuses dont ces savants se sont entourés pour atteindre le but qu'ils se proposaient. De leurs recherches il est résulté que l'eau de Ville-d'Avray, que l'on regardait comme la plus pure, laissait, après son évaporation, un résidu presque double de celui de l'eau de la Seine, et plus considérable que celui de l'eau d'Arcueil ; qu'après l'eau de Seine, qu'il fallait regarder comme la plus pure et la plus légère, c'était l'eau de l'Yvette qui devait avoir la préférence; enfin que l'eau de Sainte-Reine, par la quantité de sels qu'elle contenait, et par l'action qu'ils pouvaient exercer sur l'économie animale, devait être plutôt considérée comme une véritable eau minérale que comme une eau potable.

L'eau de la Seine prise à la pointe de l'île Saint-Louis contenait par pinte (1), d'après ces savants, 5 grains 1/2 d'un résidu composé de sélénite (sulfate de chaux), de terre calcaire (carbonate de chaux), de nitre, de sel marin et de matière extractive végétale.

Parmentier, dont le nom se rattache toujours à des découvertes ou à des recherches utiles, publia, dans le *Journal de physique* du mois de février 1775, une *Dissertation sur la nature des eaux de la Seine*, qui tendait à prouver que l'eau de ce fleuve, puisée au centre de Paris, était la plus légère, la plus agréable et la plus salubre de toutes celles avec lesquelles les chimistes l'avaient comparée. Il terminait son mémoire en disant qu'il serait à désirer que toutes les eaux qui couvrent la surface du royaume fussent aussi bonnes et aussi salubres.

MM. de Humboldt et Gay-Lussac, qui ont examiné l'eau de la Seine comparativement avec l'eau de neige et l'eau de pluie, sous le rapport de l'air qui s'y trouve, avaient vu

(1) La pinte étant au litre comme 931 à 1,000, les 5 grains 1/2 de résidu qui représentent 0gr,293 doivent être portés à 0,312 par litre.

qu'elle contenait environ 1/25e de son volume d'air, et que cet air renfermait 31,9 d'oxygène et 68,1 d'azote.

En 1816, une commission de savants, dont MM. Thénard, Hallé et Tarbé faisaient partie, fut chargée de faire l'analyse des eaux du canal de l'Ourcq et de quelques-unes des petites rivières qui l'alimentent. Elle examina en même temps les eaux de la Seine prises au-dessus et au-dessous de Paris, celles d'Arcueil, de Belleville et Ménilmontant. Ce travail, destiné à éclairer l'administration sur la valeur de ces eaux et la distribution qu'elle en devait faire dans Paris, méritait toute confiance par la réputation scientifique des hommes qui l'avaient entrepris (1). Nous donnerons plus loin, dans un tableau, les résultats analytiques auxquels ils sont arrivés.

Enfin, en 1820, Vauquelin fit une nouvelle analyse des eaux de l'Ourcq, de la Seine et de la Marne, prises à différents endroits. Ce travail, que la mort permit à peine à ce chimiste d'achever, fut mis en ordre par M. Bouchardat, qui y avait coopéré, et publié dans le *Journal de Pharmacie* de l'année 1830.

Voici, d'après ce chimiste, l'analyse des *eaux de la Seine avant sa jonction avec la Marne*. L'eau avait été puisée dans le mois de novembre 1827.

Substances fixes..	Acide silicique	0,004
	Carbonate de chaux	0,119
	Sulfate de chaux	0,0385
	Chlorure de calcium et de sodium	0,017
	Chlorure de magnésium	Traces.
	Azotate de chaux	Quantité indéterminée, mais constante.
	Substances organiques	Traces.
		0,1785

Voici maintenant l'analyse des *eaux de la Seine* puisées dans différentes positions *après sa jonction avec la Marne*.

(1) Ces analyses ont été faites par M. Colin, aujourd'hui professeur à l'école de Saint-Cyr, dans le laboratoire du collége de France et sous la direction immédiate de M. Thénard.

TABLEAU DES ANALYSES DES EAUX DE LA SEINE, PAR MM. VAUQUELIN ET BOUCHARDAT.

	ACIDE SILICIQUE.	CARBONATE DE CHAUX.	CARBONATE DE MAGNÉSIE.	SULFATE DE CHAUX.	SULFATE DE MAGNÉSIE.	CHLORURES DE SODIUM ET CALCIUM.	CHLORURES DE MAGNÉSIUM ET SODIUM.	AZOTATE DE CHAUX.	AZOTATE DE MAGNÉSIE.	SUBSTANCES ORGANIQUES.	POIDS TOTAL DES SELS.
	gr.	gr.	gr.	gr.	gr.	gr.					gr.
Seine, avant son entrée dans Paris (rive droite).............	0,006	0,108	0,0086	0,0325	0,0125	»	0,015	»	»	Traces.	0,1826
Seine, avant son entrée dans Paris (rive gauche), avant l'embouchure de la Bièvre.	0,004	0,118	»	0,391	»	0,018	Traces.	Quantité indéterminée, mais constante.	»	Traces plus sensibles.	0,1791
Seine, au point de réunion des deux bras qui entourent la cité..	0,004	0,101	0,007	0,031	0,0084	»	0,0191	»	Quantité indéterminée, mais constante.	Quantité sensible.	0,1705
Seine, au sortir de Paris, sur la rive gauche....	0,006	0,108	0,006	0,030	0,010	»	0,021	»	Idem.	Quantité bien sensible.	0,1810

La différence dans la composition des eaux de la Seine puisées aux endroits indiqués est digne d'être remarquée. Les nuances bien tranchées qu'on a observées sur les deux rives avant l'entrée dans Paris tiennent à ce que les eaux de Seine et de Marne ne se sont encore mélangées que très-imparfaitement; aussi remarque-t-on fréquemment, surtout dans les grandes crues, que celle-ci offre une teinte jaune et limoneuse, tandis que la première conserve sa teinte verte et transparente.

Sur la rive droite, on trouve la magnésie combinée avec les acides carbonique, sulfurique, chlorhydrique, et en quantité très-notable. Sur la rive gauche, au contraire, on ne rencontre plus ni carbonate ni sulfate de cette base; on n'en retrouve plus que des traces combinées avec l'acide chlorhydrique. Sur la rive droite, les sels déliquescents ne donnent que des indices d'azotates; la présence d'un azotate est, au contraire, très-manifeste sur la rive gauche.

Si les analyses postérieures de MM. Boutron et Henry n'ont point confirmé ces résultats, cela tient, en premier lieu, à ce que ces savants n'ont point analysé les eaux de la Seine puisées sur les deux rives *avant leur entrée dans Paris*, et sans doute aussi à des différences dans le volume du cours d'eau au moment où les puisements ont été faits pour ces diverses analyses.

Analyse de l'eau de la Seine, puisée au Port-à-l'Anglais, le 22 juillet 1851, par M. Lassaigne (1).

		lit.
Gaz dissous	Air atmosphérique	0,024
	Acide carbonique	0,006
		gr.
Matières fixes	Sulfate de chaux	0,017
	Carbonate de chaux	0,099
	Chlorure de magnésium et azotate de magnésie	0,012
		0,128

(1) *Éléments de chimie*, 3e édit., t. I, p. 79.

Analyse de l'eau de la Seine, prise à Bercy, le 17 *juin* 1846, *par M. H. Deville* (1).

Température de l'eau 24°, pression barométrique 766^{mm}.

		Litres	Composition en 100cs.	Composition de l'air dissous.
Gaz dissous	Acide carbonique	0,0162	50 5	»
	Azote	0,0120	37 4	73 5
	Oxygène	0,0039	12 1	26 5
		0,0039	100 0	100 0

		1er dépôt.	2e dépôt.	3e dépôt.	Composition totale.
		gr.	gr.	gr.	gr.
Substances fixes.	Acide silicique	0,0035	0,0209	»	0,0244
	Alumine	»	0,0005	»	0,0005
	Peroxyde de fer	0,0025	»	»	0,0025
	Carbonate de chaux	0,1571	0,0084	»	0,1655
	— de magnésie	0,0017	0,0010	»	0,0034
	Sulfate de chaux	»	0,0183	0,0086	0,0269
	Chlorure de sodium	»	»	0,0123	0,0123
	Sulfate de potasse	»	»	0,0050	0,0050
	Azotate de soude	»	»	0,0094	0,0094
	— de magnésie	»	»	0,0052	0,0052
		0,1648	0,0491	0,0405	0,2544

L'introduction récente des eaux abondantes et salubres du Clignon dans le canal de l'Ourcq ; le désir d'améliorer l'eau de ce canal, concédée par abonnement aux particu-

(1) *Annales de Chimie et de Physique*, 3e édit., t. XXIII, 1848. M. Deville, dans cette analyse, comme dans toutes celles qui seront rapportées plus loin et qui sont extraites du même mémoire, a traité séparément les matières que laisse l'évaporation de l'eau et qui s'y partagent d'elles-mêmes en trois dépôts distincts. Après une heure d'ébullition, l'eau laisse déposer des carbonates terreux accompagnés d'un peu d'acide silicique et d'alumine ; ils constituent l'élément incrustant des tuyaux de conduite. En continuant l'évaporation et amenant à siccité, on détermine la séparation de l'acide silicique et du sulfate de chaux qui ne se redissoudront plus lorsqu'on enlèvera les sels solubles en ajoutant un peu d'eau à la masse saline. Ces sels solubles ont été, dans le travail de M. Deville, l'objet d'une analyse spéciale, aussi bien que les produits insolubles de la masse évaporée à sec.

liers, et celle des bornes-fontaines où la population pauvre de la capitale vient journellement puiser l'eau nécessaire à son alimentation et à ses besoins, engagèrent, en 1844, l'administration municipale et le préfet de la Seine à faire étudier si l'on ne pourrait pas, sans inconvénient, détourner quelques petits cours d'eau dont le volume est de peu d'importance, et qui ne donnent au canal que des eaux de mauvaise qualité.

L'idée fut bientôt adoptée d'étendre cette analyse à toutes les eaux qui alimentent les fontaines publiques de Paris, et MM. Boutron et Ossian Henry furent chargés de cet important travail, publié en 1848 (1).

Quatre échantillons d'eau de la Seine ont été analysés par ces chimistes, puisés :

Le premier au pont d'Ivry, arche marinière, plein courant;

Le deuxième dans Paris, au pont Notre-Dame, arche du milieu;

Le troisième à la pompe à feu du Gros-Caillou, dans la bâche au débouché de la colonne montante;

Le quatrième à la pompe à feu de Chaillot, dans le dégorgeoir d'une des bâches des bassins.

On voit, dans le tableau qui suit, que le résidu salin est beaucoup plus considérable dans les trois derniers que dans le premier de ces échantillons. Cela tient à ce qu'au pont d'Ivry la Seine ne s'est pas encore jointe à la Marne, et à d'autres causes dont on va parler plus loin.

Si l'on vient à comparer le poids des résidus des analyses anciennes avec ceux de MM. Boutron et Henry, qui sont, en général, plus forts, il est bien essentiel de se rappeler que ces derniers ont toujours considéré les carbonates qui sont contenus dans les eaux comme y étant à l'état de bicarbonates, ce qui augmente le poids de ces sels d'environ un

(1) *Analyse chimique des eaux qui alimentent les fontaines publiques de Paris.*

tiers. Quand on retranche ce tiers, on tombe exactement sur le chiffre des résidus obtenus, soit par la commission de 1816, soit par MM. Vauquelin et Bouchardat, pour l'eau de Seine prise *en amont de Paris*. Voici le tableau représentant les analyses de MM. Boutron et Henry :

SUBSTANCES contenues dans les eaux.	PONT D'IVRY.	PONT Notre-Dame.	POMPE du Gros-Caillou.	POMPE de Chaillot.
Produits gazeux.	litr.	litr.	litr.	litr.
Air atmosphérique......	0,003	0,003	0,004	0,003
Acide carbonique........	0,013	0,014	0,014	0,013
Substances fixes.	gr.	gr.	gr.	gr.
Bicarbonate de chaux...	0,132	0,174	0,229	0,230
— de magnésie.	0,060	0,062	0,075	0,076
Sulfate de chaux........	0,020	0,039	0,040	0,040
— de magnésie..... — de soude........	0,010	0,017	0,027	0,030
Chlorure de calcium.... — de magnésium. — de sodium.....	0,010	0,025	0,032	0,032
Sels de potasse.........	Traces.	Traces.	Traces.	Traces.
Azotate alcalin..........	Indices.	Indices.	Indices très-sensibles.	Indices très-sensibles.
Acide silicique, alumine, oxyde de fer..........	0,008	0,014	0,023	0,024
Matière organique......	Traces.	Traces.	Traces très-sensibles.	Traces très-sensibles.
	0,240	0,331	0,426	0,432

L'analyse qui précède démontre que la quantité de substances fixes que renferme l'eau de la Seine est plus considérable en aval qu'en amont de Paris, et que cette progression est surtout très-sensible pour le bicarbonate et le sulfate de chaux, l'azotate alcalin et la matière organique. L'eau puisée à Chaillot et au Gros-Caillou doit contenir, en effet, une plus grande quantité de sels, puisque alors la Seine a reçu, non-seulement les eaux de la Bièvre, qui y arrivent toujours dans un grand état d'impureté, mais encore celles d'Arcueil, qui y sont versées par quelques fontaines publiques de la rive gauche, dont plusieurs coulent sans interruption; à quoi il faut ajouter encore une énorme quantité d'eau de l'Ourcq provenant du canal Saint-Martin et d'un certain nombre de bornes-fontaines destinées au lavage des rues et alimentées par les bassins de Saint-Victor et de la rue Racine. Aussi est-on étonné de voir que les chimistes qui se sont occupés de l'analyse des eaux de la Seine n'aient pas obtenu un résidu salin plus considérable dans l'examen de l'eau *puisée en aval de Paris*. La différence qui existe entre les poids des résidus qu'ils ont trouvés et ceux de MM. Boutron et Henry a paru si tranchée à ces derniers, qu'ils ont cru devoir recommencer plusieurs fois l'évaporation d'un litre de la même eau; et aujourd'hui ils paraissent plus convaincus que jamais que ce sont les poids indiqués par eux qui se rapprochent le plus de la vérité.

Quant à l'augmentation de la matière organique, il est encore plus facile de s'en rendre compte quand on voit toutes les industries qui s'exercent sur la Seine et sur ses bords, telles que les établissements de bains, les bateaux-buanderies, les teintureries, les corroieries, etc., etc., et quand on songe aux nombreuses bouches d'égouts qui viennent encore, à chaque instant, y verser les eaux ménagères et celles provenant du lavage des voies publiques (1).

Le projet qu'a l'administration de faire faire, sur les deux rives de la Seine, de grands égouts latéraux au fleuve, qui, après avoir reçu toutes les eaux fangeuses et insalubres, viendraient déboucher en aval de Paris; le déplacement de

---

(1) M. Chevreul a constaté dans les eaux de la Seine, examinées pendant l'été, la présence du carbonate d'ammoniaque, dû sans doute à la décomposition des matières organiques contenues dans cette eau.

la voirie de Montfaucon, qui évitera désormais que l'on coule à la Seine, pendant sept ou huit heures de chaque nuit, 5 à 600 mètres cubes d'eaux-vannes; enfin l'encouragement que l'on donne, chaque jour, aux lavoirs publics qui s'établissent dans certains quartiers de Paris, et dont les eaux savonneuses se rendront directement dans les deux grands égouts au lieu d'être versées à la Seine, sont autant de motifs qui doivent évidemment, dans un avenir très-prochain, améliorer les eaux de ce fleuve dans la traversée de Paris.

Quoi qu'il en soit, malgré toutes ces causes réunies qui contribuent à altérer l'eau de la Seine dans son parcours d'amont en aval de Paris, on ne doit pas moins la regarder comme une des meilleures eaux que l'on connaisse; car, à l'exception de quelques eaux de sources ou de rivières qui proviennent de la fonte des neiges ou qui sourdent dans des terrains de lave, de basalte ou de granit, il est peu d'eaux qui laissent moins de résidu par l'évaporation, et dont les sels soient de meilleure nature.

On a, de tout temps, regardé l'eau de la Seine comme possédant une propriété laxative qui se fait particulièrement remarquer sur les étrangers pendant les premiers temps de leur séjour à Paris. Mais, outre que cette action est loin d'être aussi générale qu'on le suppose, est-on en droit de l'attribuer, ainsi qu'on l'a fait, aux matières organiques qui sont contenues dans cette eau? Ce qui pourrait en faire douter, c'est que l'eau puisée au-dessus de Paris paraît agir exactement de la même manière que celle puisée au-dessous, bien que la première contienne peu de matières organiques, et que la seconde, au contraire, en renferme une quantité assez notable.

Ne doit-on pas plutôt regarder comme causes de ce dérangement momentané, qui d'ailleurs cède après deux ou trois jours, les fatigues d'une longue route, le changement de climat, de nourriture, d'exercice et d'habitudes? Cette action doit aussi se faire sentir d'une manière plus marquée sur des personnes qui, habituées, chez elles, à boire des eaux crues ou de mauvaise qualité auxquelles leur estomac est accoutumé depuis longtemps, font usage, à Paris, de l'eau de la Seine, qui est douce et légère.

Au reste, les eaux de la Seine ne possèdent pas seules la propriété d'apporter quelque trouble dans les fonctions digestives; car il est bon nombre de Parisiens qui, quand ils voyagent, ne peuvent boire sans inconvénient l'eau des villes où ils séjournent, et qui, au contraire, sont délivrés de l'incommodité passagère qu'ils éprouvent, aussitôt qu'ils sont rentrés à Paris.

2° EAU DE LA MARNE.

La Marne prend sa source dans le département de la Haute-Marne, traverse les départements de la Marne, de l'Aisne, de Seine-et-Marne et de Seine-et-Oise, et vient se jeter dans la Seine au pont de Charenton. Les terrains meubles qu'elle traverse et qu'elle entraîne souvent dans son cours lui donnent un aspect limoneux qui ferait supposer que ces eaux sont moins pures qu'elles ne le sont en effet. Cependant, bien que la quantité de sels et de substances qu'elle renferme soit généralement supérieure à celle que contient l'eau de la Seine puisée avant le confluent des deux rivières, cette eau est néanmoins très-bonne et très-salubre. Les sels qui dominent dans le résidu de l'évaporation sont les bicarbonates de chaux et de magnésie, et l'on y trouve, au contraire, très-peu de sulfate de chaux.

L'eau de la Marne a été successivement analysée par MM. Vauquelin et Bouchardat, par M. Lassaigne et par MM. Boutron et Henry. Les différences que présentent leurs analyses tiennent, sans doute, principalement à la différence des conditions dans lesquelles l'eau a été puisée.

Pour l'analyse de MM. Vauquelin et Bouchardat, l'eau de la Marne avait été puisée dans le mois de décembre 1827, après une crue assez forte. Voici la quantité de substances fixes contenue, d'après ces chimistes, dans un litre de cette eau :

	gr.
Acide silicique	0,006
Carbonate de chaux	0,105
— de magnésie	0,009
Sulfate de chaux	0,031
— de magnésie	0,0121
Chlorures de sodium et de magnésium	0,017
Matières organiques	Traces.
	0,1801

L'eau de la Marne, puisée en amont du pont de Charenton le 22 juillet 1831, a donné à M. Lassaigne, par litre :

		lit.
Produits gazeux	Air atmosphérique	0,029
	Acide carbonique	0,005

		gr.
Substances fixes	Sulfate de chaux	0,015
	Carbonate de chaux	0,085
	Chlorure de magnésium et azotate de magnésie	0,040
		0,140 (1).

L'eau qui a été analysée par MM. Bouton et Henry contenait en suspension des flocons d'une extrême légèreté, qui n'altéraient cependant pas sa transparence. Par le repos, elle abandonnait au fond du vase un petit dépôt grisâtre de nature argileuse, facile à séparer par le filtre. L'analyse de cette eau a donné le résultat suivant :

		lit.
Substances gazeuses	Acide carbonique	0,013
	Air atmosphérique	Petite quantité.

(1) Nous ajoutons ici l'analyse suivante, due à M. Lassaigne, d'un dépôt terreux abandonné par les eaux de la Marne sur les bords riverains, lors de l'inondation du mois de mars 1844.—Recueilli sur l'herbe d'une prairie :

		gr.
Substances fixes..	Bicarbonate de chaux	0,301
	— de magnésie	0,120
	Sulfate de chaux	0,022
	— de magnésie — de soude	0,018
	Chlorure de calcium — de sodium — de magnésium	0,020
	Azotate alcalin	Traces.
	Alumine Acide silicique Oxyde de fer	0,030
	Matière organique azotée	Indices.
		0,511

La comparaison des trois analyses qui précèdent prouve à quel point les eaux des rivières sont susceptibles de présenter, dans des circonstances diverses, de différences pour la quantité et les proportions relatives des substances qu'elles tiennent en dissolution.

Enfin nous rapporterons, à la suite de l'analyse des eaux de la Marne, les analyses suivantes qui nous sont communiquées par M. Lassaigne, et qui sont relatives à des localités voisines de cette rivière.

Eau du puits de l'école d'Alfort, analysée en 1831.

Cette eau contient par litre :

		litr.
Gaz	Air atmosphérique	0,020
	Acide carbonique	0,027

---

		gr.
Sable siliceux pur		33,30
Carbonate de chaux		37,96
— de magnésie		0,33
Argile ferrugineuse..	Acide silicique	16,61
	Alumine	5,97
	Peroxyde de fer	0,50
Acide ulmique et matière organique soluble dans l'ammoniaque		0,50
Détritus organique insoluble		0,33
Eau		4,20
		100,000

		gr.
Substances fixes..	Sulfate de chaux	0,410
	Carbonate de chaux	0,120
	Azotate de magnésie et chlorure de magnésium	0,320
		0,850

Eau du puits artésien foré à Alfort, en 1842, *dans la propriété du maître de poste.*

Ce puits est situé à environ 80 mètres des bords de la Marne; sa profondeur est de 54 mètres.

La température de l'eau, à sa sortie du tuyau, est de 14°.

	gr.
Sulfate de chaux	0,313
— de magnésie	0,687
Chlorure de magnésium	0,075
— de sodium	0,035
Carbonate de chaux	0,181
— de magnésie	0,007
Peroxyde de fer	Traces.
	1,298

Eau du puits foré à Maisons-Alfort, en 1843, *à* 1,000 *mètres du puits précédent, dans la propriété de M. Delaporte.*

Profondeur du puits, 53m,25. Température de l'eau, +14°.

Cette eau ascendante ne parvient qu'à 0m,25 de la surface du sol; elle contient par litre :

	gr.
Sulfate de chaux	0,580
— de magnésie	0,640
Chlorure de magnésium	0,080
— de sodium	0,100
Carbonate de chaux	0,300
— de magnésie	0,010
Peroxyde de fer	Traces.
	1,710

Eau d'un puits situé à Conflans-Charenton, à 500 mètres environ de la rive droite de la Marne.

La profondeur de ce puits est de 27 mètres; l'eau analysée en 1842 a donné par litre :

	gr.
Chlorure de magnésium	0,100
Sulfate de magnésie	0,040
Carbonate de chaux	0,220
Sulfate de chaux	0,440
	0,800

Eau d'un puits situé en la commune de Charenton, route de Paris, sur la rive droite de la Marne, à 250 mètres environ de cette rivière.

Analysée en 1819, cette eau a fourni par litre :

	gr.
Chlorure de magnésium	0,050
Sulfate de magnésie	0,080
Carbonate de chaux	0,200
Sulfate de chaux	0,090
	0,420

Eau du puits du donjon de Vincennes, analysée en 1822.

		litr.
Gaz	Acide atmosphérique	0,011
	Acide carbonique	0,040
		gr.
Substances fixes	Sulfate de chaux	1,534
	Carbonate de chaux	0,533
	Chlorure de sodium	0,266
	Azotate de magnésie et chlorure de magnésium	0,476
		2,809

Eau d'un puits foré dans la place de Vincennes.

	gr.
Sulfate de chaux	0,105
Sulfate de magnésie	0,200
Chlorure de magnésium	0,055
Carbonate de chaux	0,400
Matière organique et peroxyde de fer	Traces.
	0,760

3° EAU D'ARCUEIL.

L'eau d'Arcueil, qui fournit de 1,600 à 2,000 mètres cubes d'eau par jour à un certain nombre de fontaines de Paris, et qui alimente plusieurs grands établissements publics, tels que le Luxembourg, l'école polytechnique, l'école normale, les lycées Louis-le-Grand et Napoléon, des hôpitaux et des casernes, provient des nombreuses sources qui se rencontrent sur le territoire de Rungis, l'Hay et Cachan, villages situés au sud de Paris. Les eaux de ces sources sont recueillies dans des réservoirs en maçonnerie, et arrivent par des aqueducs au château d'eau construit près de l'observatoire. Ces eaux, qui sont fraîches, limpides et agréables à boire, laissent déposer, pendant leur trajet, du point de leur origine à celui de leur distribution, un sédiment calcaire qui, après un certain laps de temps, finit par obstruer les canaux et les conduites. Ce phénomène est dû, suivant toute probabilité, à ce que les eaux, dans leur parcours, s'écoulent sur un radier rugueux, où les arêtes et les petits chocs répétés qu'elles éprouvent donnent lieu à un dégagement continu d'acide carbonique et, par suite, à un dépôt du carbonate de chaux qui n'était tenu en dissolution qu'à la faveur d'un excès de ce gaz. Ce qui vient à l'appui de l'opinion que l'on vient d'émettre, c'est que, quand on examine ce dépôt avec attention, on voit qu'il est formé de zones ou couches successives très-minces, et dont la couleur varie même quelquefois, suivant les phénomènes atmosphériques ou les saisons sous l'influence desquels elles se sont formées. Cette considération a conduit MM. Boutron et Henry à examiner l'eau d'Arcueil prise au regard même de Rungis avant son entrée dans l'aqueduc, et ils ont vu que la quantité de carbonates que cette eau renfermait était presque double de celle que l'on retire de l'eau puisée au château d'eau de l'observatoire. En effet, quand cette dernière ne donne en carbonates de chaux et de magnésie que 0gr,218, l'eau de Rungis en contient 0gr,380. Cette eau perd donc, dans son parcours, près de la moitié du poids des carbonates qu'elle contenait (1).

L'eau d'Arcueil a été étudiée plusieurs fois. En 1767, la commission de la faculté de médecine, chargée de l'examen de l'eau de l'Yvette, fit aussi par comparaison celui de l'eau d'Arcueil, et elle obtint un résultat composé de sulfate et de carbonate de chaux, de nitre et de sel marin, dont le poids peut être évalué par litre à 8gr,424.

---

(1) En 1826, la conduite de l'eau d'Arcueil qui alimente la ferme Sainte-Anne, près Bicêtre, étant complétement bouchée, bien que son diamètre fût de 0m,08, d'Arcet proposa de la dégorger en employant l'acide chlorhydrique étendu d'eau, procédé qui lui a parfaitement réussi, et qui ne donne lieu qu'à peu de frais. Ce chimiste a examiné la nature de ce dépôt, il l'a trouvé formé, sur 100 parties, de

Carbonate de chaux contenant un peu de sulfate de chaux..	83,81
Résidu argileux insoluble dans l'acide chlorhydrique......	0,59
Eau..........	15,60
	100,00

L'analyse de ces concrétions, prise à divers points du parcours des eaux, a donné à MM. Boutron et Henry, sur 10 parties :

Carbonate de chaux..........	9,00
Carbonate de magnésie..........	0,60
Sulfate de chaux..........	0,22
Acide silicique.......... / Oxyde de fer.......... / Matière organique..........	0,18
	10,00

En 1816, M. Colin fit l'analyse de l'eau d'Arcueil prise au palais de l'Institut, et l'évaporation lui donna un résidu formé de carbonate et de sulfate de chaux, de sel marin et de sels déliquescents, du poids par litre de $0^{gr},465$.

L'eau d'Arcueil, qui a été examinée par MM. Boutron et Henry, a été puisée au château d'eau de l'observatoire le 22 janvier 1845, à la chute même et avant que les eaux ne s'introduisent dans les conduites de Paris.

Voici les résultats de l'analyse :

		litr
Subst. gazeuses...	Acide carbonique libre	0,070
	Air atmosphérique	0,004

		gr.
Substances fixes.	Bicarbonate de chaux	0,158
	— de magnésie	0,060
	— de potasse	Indices.
	Sulfate de chaux	0,138
	— de soude — de magnésie	0,072
	Chlorure de sodium — de calcium — de magnésium	0,081
	Azotate alcalin	Indices sensibles.
	Acide silicique, alumine, oxyde de fer..	0,018
	Matière organique	Traces à peine sensibles.
		0,527

Dans l'analyse de M. Colin, que l'on trouvera consignée dans le tableau des pages 94 et 95, le carbonate calcaire est considéré comme étant, dans l'eau d'Arcueil, à l'état de carbonate neutre. Si on l'envisage, au contraire, comme s'y trouvant à l'état de bicarbonate, le chiffre du résidu, qui est de $0^{gr},465$, devra s'élever à $0^{gr},530$, résultat qui ne diffère pas de celui relaté dans le tableau ci-dessus, et qui tendrait à établir que, depuis 1816, l'eau d'Arcueil n'a, pour ainsi dire, pas subi de changement.

La constance dans la composition de cette eau ne résulte pas aussi clairement de l'analyse suivante. L'eau d'Arcueil a été, en effet, l'objet des recherches de M. H. Deville, qui l'a recueillie en 1846, à la fontaine de la place Saint-Michel. Voici les résultats de son analyse pour 1 litre d'eau :

Température de l'eau, 24°; pression, 0m,766.

		Litres.	Composition en 100cs.	Composition de l'air dissous.
Gaz dissous.	Acide carbonique......	0,0256	59 0	»
	Azote................	0,0127	29 4	71 8
	Oxygène............	0,0050	11 6	28 2
		0,0433	100 0	100 0

		1er dépôt. gr.	2e dépôt. gr.	3e dépôt. gr.	Composition totale. gr.
Substances fixes.	Acide silicique..........	0,0035	0,0271	»	0,0306
	Alumine (avec phosphate).	0,0025	0,0028	»	0,0053
	Carbonate de chaux.....	0,1975	0,0015	»	0,1990
	— de magnésie..	0,0030	0,0052	»	0,0082
	Sulfate de chaux.......	0,0040	0,1488	0,0110	0,1638
	— de soude........	»	»	0,0054	0,0054
	— de potasse.......	»	»	0,0201	0,0201
	Chlorure de sodium	»	»	0,0376	0,0376
	— de magnésium.	»	»	0,0166	0,0166
	Azotate de magnésie.....	»	»	0,0570	0,0570
		0,2105	0,1854	0,1477	0,5436

Dans cette analyse, la quantité des matières dissoutes est légèrement supérieure à celle trouvée par MM. Boutron et Henry : la différence est même plus sensible qu'elle ne le paraît parce que ces derniers ont dosé les carbonates terreux à l'état de bicarbonates, et qu'enfin, le château d'eau de l'observatoire où ils ont pris leur échantillon étant placé au-dessus de la fontaine Saint-Michel, l'eau de la source, pour arriver à ce dernier point, ne pouvait qu'avoir perdu de ses matières fixes.

4° EAU DE BELLEVILLE.

C'est aux religieux de Saint-Martin-des-Champs que l'on doit la construction de l'aqueduc qui, au XIe siècle, amenait les eaux de Belleville à Paris. En 1244, il existait, dans l'enceinte de cette abbaye, une fontaine qui était alimentée par ces eaux. L'éloignement où ces religieux se trouvaient de la Seine ne leur permettait pas de faire usage des eaux de ce fleuve, tandis que les collines de Belleville et de Ménilmontant leur donnaient la faculté de recueillir, à leur partie déclive, le produit des sources qui se rencontraient sur divers points de leur surface.

Les eaux de sources, dites de Belleville, proviennent, en quantités à peu près égales, des coteaux de Belleville et de Ménilmontant; elles arrivent par un aqueduc qui commence à Belleville et se termine à un réservoir placé au pied du coteau de Ménilmontant, lequel est en communication avec une conduite en fonte qui amène ces eaux dans Paris.

Quand on parcourt l'aqueduc *de Belleville*, on remarque que le dépôt calcaire qui revêt les parois du caniveau a une légère teinte rougeâtre qui indique, dans les eaux de ce coteau, la présence d'éléments ferrugineux. Dans le réservoir de la *Chambrette*, où vient se déverser la plus grande partie des sources de Ménilmontant, le dépôt calcaire qui tapisse le radier est beaucoup moins ferrugineux.

Les collines de Belleville et de Ménilmontant sont recouvertes, à leur partie supérieure, d'un terrain sableux, de 3 à 5 mètres d'épaisseur, que les eaux pénètrent facilement. Au-dessous de ce terrain se trouvent plusieurs couches de marnes argileuses ou calcaires, recouvrant elles-mêmes les bancs de sulfate de chaux ou pierre à plâtre. Dans ce passage souterrain, les eaux se chargent naturellement de substances minérales propres aux diverses couches qu'elles traversent; la constitution géognostique des collines de Belleville et de Ménilmontant étant à peu près la même, les eaux de sources qui proviennent de ces coteaux ne diffèrent pas essentiellement de composition.

Les eaux de Belleville et de Ménilmontant sont des eaux

crues et de mauvaise qualité. La quantité de sulfate de chaux qu'elles renferment les rend impropres au savonnage et à certains usages domestiques ; voici leur composition, d'après MM. Boutron et Henry :

Substances volatiles.	Acide carbonique......... Air atmosphérique.........	Quantité indéterminée.
		gr.
Substances fixes...	Bicarbonates de chaux et magnésie........	0,400
	Sulfate de chaux.........................	1,100
	Sulfates de soude et de magnésie.........	0,520
	Sulfate de strontiane....................	Traces.
	Chlorure de calcium..................... — de sodium et de magnésium.....	0,400
	Azotate de chaux et de magnésie..........	Traces.
	Acide silicique, alumine, oxyde de fer et matière organique.................	0,100
		2,520

5° EAU DES PRÉS SAINT-GERVAIS.

Les eaux des Prés-Saint-Gervais proviennent de plusieurs des terres sablonneuses du plateau de Romainville et des hauteurs de Belleville. Elles s'épurent dans des puisards ou réservoirs placés de distance en distance, avant d'arriver à la cuvette de la fontaine des Prés-Saint-Gervais, d'où elles arrivent dans Paris au moyen d'une conduite de plomb de 0^m,162, 0^m,135 et 0^m,108 de diamètre.

Le volume moyen de ces eaux est, en hiver, de 1,050 litres par minute et, en été, de 350 litres. Elles sont composées, d'après l'analyse de MM. Boutron et Henry, de :

Substances volatiles.	Acide carbonique................. Air atmosphérique................	Quantité indéterminée.
		gr.
Substances fixes.	Bicarbonate de chaux..............	0,032
	— de magnésie...........	0,012
	Sulfate de chaux..................	0,430
	— de soude.................. — de magnésie..............	0,100
	— de strontiane..............	Traces.
	Chlorure de sodium.............. — de calcium.............. — de magnésium...........	0,600
	Azotate alcalin....................	Indices.
	Acide silicique, alumine, oxyde de fer. Matière organique................	0,020
		1,194

6° EAU DU PUITS ARTÉSIEN DE GRENELLE.

L'eau du puits de Grenelle, au moment même de la réussite de cette grande entreprise de sondage, devait naturellement être l'objet de l'attention des chimistes (1). MM. Pelouze et Payen, qui en firent l'analyse en 1841, trouvèrent que cette eau ne renfermait pas de sulfate de chaux, et que le résidu qu'elle laissait après son évaporation était beaucoup moins considérable que celui abandonné par une égale quantité d'eau de la Seine.

Depuis cette époque et après les convulsions dont le puits de Grenelle a été l'objet à différentes reprises, il n'était pas sans intérêt de s'assurer si cette eau n'avait subi aucun changement dans sa composition. C'est ce motif qui a déterminé MM. Boutron et Henry à en faire un nouvel examen. M. Pe-

(1) On sait que le puits artésien de Grenelle est le premier qui, après avoir traversé entièrement la formation crayeuse du bassin de Paris, ait amené, d'une profondeur de 548 mètres, les eaux provenant du terrain de grès vert et arrivant au jour avec une température de 28 degrés. Cette belle entreprise a fourni une grande expérience de physique terrestre et de géologie, en même temps qu'un très-utile résultat pour la consommation de la ville de Paris.

louze n'ayant pas publié le résultat de ses recherches, on rapporte ici les résultats de l'analyse de M. Payen, et de celle de MM. Boutron et Henry :

ANALYSE DE M. PAYEN.		ANALYSE DE MM. BOUTRON ET HENRY.	
	lit.		
Gaz.. Acide carbonique...	0,0015	Gaz indéterminés.	
Gaz.. Azote.............	0,0130		
Gaz.. Oxygène..........	0,0036		
	0,0181		gr.
		Bicarbonate de chaux....	0,0292
	gr.	— de magnésie...	0,0092
Carbonate de chaux.......	0,0680	— de potasse....	0,0100
— de magnésie....	0,0142	Sulfate de potasse........	0,0570
Bicarbonate de potasse....	0,0296	— de soude.........	
Sulfate de potasse........	0,0120	Chlorure de potassium...	0,0320
Chlorure de potassium....	0,0109	— de sodium.....	
Acide silicique...........	0,0057	Acide silicique...........	0,0100
Subst. jaune particulière..	0,0002	Alumine et oxyde de fer...	0,0020
Matière organique azotée..	0,0024	Matière organique........	Traces.
	0,1430		0,1494

Si l'on compare ces deux analyses, on voit que les poids des deux résidus sont, pour ainsi dire, identiques, bien qu'il y ait quelques différences dans la nature des sels. De même que M. Payen, MM. Boutron et Henry n'ont pas trouvé la moindre trace de sulfate de chaux. Si la quantité de carbonate de chaux est moins considérable dans leur analyse que dans celle de M. Payen, en revanche ils ont trouvé une proportion beaucoup plus forte de sulfate de potasse et de chlorure de potassium et des sels de soude en quantité notable. Quelle que soit la cause de cette différence, qu'il faut peut-être attribuer aux perturbations et aux intermittences dont il a été parlé plus haut, toujours est-il que l'eau n'a rien perdu de sa pureté et de ses bonnes qualités.

La présence du carbonate de potasse dans l'eau de puits de Grenelle a été regardée comme un fait chimique assez curieux ; il n'a été, en effet, signalé que dans l'eau de Bourbon-l'Archambault et dans quelques autres sources en France.

M. Payen attribue le sulfate de potasse à la décomposition du sulfate de chaux par une partie du carbonate de potasse : dans une deuxième analyse, il avait observé une diminution d'un quart dans la quantité de carbonate de potasse ; mais il faisait remarquer que cette eau n'en restait pas moins préférable à presque toutes celles du bassin de la Seine pour alimenter les générateurs de vapeur, dissoudre les sels alcalins, le savon, etc.

MM. Boutron et Henry seraient, d'ailleurs, assez portés à croire que les sels de potasse qui existent dans l'eau du puits de Grenelle sont dus à un silicate de cette base, décomposé par l'acide carbonique de l'air pendant l'évaporation et la concentration de l'eau. Ce qui viendrait à l'appui de cette opinion, c'est que, si l'on ajoute à l'eau du puits de Grenelle filtrée avec soin une petite quantité d'acide sulfurique en excès, on aperçoit, après un certain temps, à la flamme très-vive d'une lampe, des flocons siliceux presque transparents, qui se précipitent par le repos.

EXTRAIT DU MÉMOIRE DE M. PELIGOT SUR LES EAUX DE LA SEINE ET DU PUITS FORÉ DE GRENELLE (1).

« J'ai constaté que, pendant l'hiver, la proportion des matières salines contenues dans l'eau de la Seine varie, pour ainsi dire, journellement. Je citerai quelques-uns des nombres que j'ai obtenus en déterminant le poids du résidu salin laissé par l'évaporation d'un volume connu d'eau.

---

(1) Voyez le *Précis de chimie industrielle* de M. Payen, t. Ier, p. 43 à 51, 4e édition.

DATES.	TEMPÉRATURE.	1 LITRE d'eau a donné
19 janvier.	Temps froid depuis plusieurs jours; le thermomètre marque — 10 degrés; la rivière charrie beaucoup. Eau prise au large, en amont, à la hauteur du pont de Bercy....	gr. 0,301
19 janvier..	Eau prise en aval, après sa traversée dans Paris, à peu de distance du pont de la Concorde..........................	0,276
23 janvier..	Dégel et fonte de neiges. Eau prise aux environs du Pont-Neuf.......	0,363
6 février..	Grande crue. Eau prise au même endroit....	0,200
20 février..	Nouvelle gelée. Temps neigeux. Eau prise au même endroit.........................	0,217
1er mars..	Temps doux. Eau prise au même endroit...	0,180
28 mars...	Forte crue. Eau prise au même endroit.....	0,150
11 avril....	Temps doux depuis longtemps. Eau prise en amont, au pont de Bercy........	0,225
11 avril....	Eau prise en aval, au pont de la Concorde....	0,210

« Au poids de ces matières fixes il faudrait ajouter celui des matières organiques dont je n'ai pas tenu compte; ces dernières étaient quelquefois en proportion notable et donnaient au résidu desséché une odeur fétide.

« On remarquera que l'eau prise en amont, c'est-à-dire au-dessus de Paris, a laissé un résidu salin un peu moins considérable que l'eau prise le même jour en aval. Ce résultat s'est présenté deux fois, le 19 janvier et le 11 avril; Vauquelin et M. Bouchardat avaient obtenu à peu près les mêmes nombres pour l'eau de la Seine qui entre dans Paris et pour celle qui en sort.

« Mais les eaux courantes tiennent aussi en dissolution de l'acide carbonique. On a généralement négligé de déterminer exactement la quantité de ce gaz qui existe dans les eaux, et on s'est peu inquiété de connaître son origine. Cette quantité étant variable et l'air atmosphérique ne renfermant qu'une proportion de ce gaz très-petite et à peu près constante, on ne saurait admettre que tout l'acide carbonique contenu dans les eaux tire son origine de l'air, comme l'oxygène et l'azote auxquels il se trouve associé.

« Tout le monde connaît l'appareil qu'on emploie pour extraire l'air de l'eau. C'est un grand ballon en verre, d'une capacité connue, qu'on remplit exactement de l'eau qu'on veut examiner, et auquel s'adapte un tube également plein de cette eau qu'on engage sous une éprouvette remplie de mercure. En chauffant le ballon jusqu'à ce que l'eau soit en pleine ébullition, on en dégage les gaz qui y sont dissous, et qui sont recueillis et mesurés dans cette éprouvette.

« Cet appareil classique, qui nous a été transmis par la tradition, mais qu'il faut, je crois, attribuer à Priestley, donne des résultats assez satisfaisants lorsqu'il s'agit de déterminer les rapports dans lesquels se trouvent l'oxygène et l'azote qui sont dissous dans l'eau. Mais, en ce qui concerne l'acide carbonique qui accompagne ce gaz, il est tout à fait défectueux. Tous ceux qui s'en servent remarquent, en effet, que l'eau qui passe dans l'éprouvette, soit par la dilatation que le liquide éprouve d'abord, soit par l'ébullition qui termine l'expérience, se trouve en quantité suffisante pour redissoudre en tout ou en partie l'acide carbonique qui s'est dégagé.

« Dans le but d'arriver à une détermination plus précise de ce gaz, j'ai cherché à modifier l'appareil ordinaire, tout en lui conservant le caractère de simplicité qui a fait jusqu'à présent son seul mérite. Je me sers d'une fiole à médecine jaugée, d'une capacité de 400 à 800 centimètres cubes seulement, que je remplis exactement, ainsi que le tube à dégagement, de l'eau que je veux analyser. Ce tube est adapté au ballon au moyen d'un bon bouchon garni, pour plus de sûreté, d'une coiffe en caoutchouc.

« L'appareil étant complétement exempt d'air, on fait entrer à frottement, sur l'extrémité recourbée du tube de verre, un bout de tuyau en caoutchouc destiné à pénétrer dans l'intérieur de l'éprouvette et à s'y maintenir à une certaine hauteur. Le diamètre de ce tuyau est, par conséquent, à peu près égal à celui du tube, et sa longueur permet d'absorber, à un moment donné, toute l'eau qui se dégagera dans l'éprouvette, en y laissant les gaz qu'on veut recueillir. Cette éprouvette est graduée et d'une capacité de 100 à 150 centimètres cubes. Comme on connaît d'avance approximativement le volume de gaz que l'ébullition de l'eau doit fournir, on règle la longueur du tube en caoutchouc d'après ce volume présumé; l'appareil offre, d'ailleurs, une certaine mobilité qui permet à cet appendice flexible de monter ou de descendre à volonté dans l'intérieur de l'éprouvette à mercure.

« Pour commencer l'opération, on chauffe le matras plein d'eau, le tube à gaz muni de son appendice en caoutchouc n'étant pas encore engagé dans la cuve à mercure; par la dilatation, une certaine quantité d'eau s'écoule; on la recueille dans un verre et on soustrait le volume qu'elle représente de celui du liquide total qu'on a mesuré. Peu de temps avant que l'eau commence à fournir le gaz qu'elle contient, on engage le tube à dégagement sous l'éprouvette remplie de mercure; celle-ci repose alors sur la tablette de la cuve, qui doit être de petite dimension, afin que le métal puisse s'échauffer assez rapidement. L'eau entrant en ébullition, et l'éprouvette étant presque remplie par le gaz et par l'eau qui se sont dégagés, on écarte momentanément la source de chaleur. Le vide qui se fait dans le matras par la condensation de la vapeur amène promptement l'absorption de l'eau qui se trouve dans l'éprouvette, et qui rentre dans le matras; cette absorption étant faite, on chauffe de nouveau. Il se dégage une certaine quantité de gaz qui s'ajoute à celle que la cloche graduée renferme déjà. En cessant de chauffer, lorsque cette cloche est presque remplie de gaz et d'eau, on produit une seconde absorption. On répète cette opération trois ou quatre fois, jusqu'à ce que le volume des gaz reste stationnaire. Enfin, l'eau qui se trouve dans l'éprouvette étant elle-même très-chaude, on l'absorbe une dernière fois par le même moyen, aussi exactement que possible. Je n'ai pas besoin de faire remarquer que le vide qui se produit rend ces opérations très-rapides.

« En définitive, les gaz qui étaient primitivement en dissolution dans l'eau se trouvent dans l'éprouvette à mercure avec une très-petite quantité d'eau, dont le pouvoir absorbant se trouve encore diminué par la présence de quelques gros fragments de sel marin pur et fondu qu'on a introduits dans l'éprouvette à la fin de l'opération. On mesure ces gaz dans la cloche, et on détermine la proportion d'acide carbonique en absorbant ce gaz au moyen de la potasse. On fait alors passer dans un tube gradué plus étroit l'azote et l'oxygène qui restent, et on en fait la séparation par les procédés ordinaires. L'emploi de l'acide pyrogallique rend cette analyse très-prompte et très-sûre.

« En employant cet appareil pour déterminer le volume et la proportion des gaz que l'eau de la Seine tient en dissolution, j'ai été surpris d'y trouver une quantité d'acide carbonique beaucoup plus considérable que celle qu'on suppose y exister.

« Ainsi l'eau recueillie le 19 janvier a donné, par litre, $54^{cc},1$ de gaz, composé de :

	cc
Acide carbonique	22,6
Azote	21,4
Oxygène	10,1

Ce mélange gazeux contenait, par conséquent, 41,7 p. 100 d'acide carbonique.

« Abstraction faite de cet acide, 100 d'air de cette eau renfermaient, comme à l'ordinaire :

Azote	68,0
Oxygène	32,0
	100,0

« J'ai déterminé la quantité d'acide carbonique, en ce qui concerne l'eau de la Seine, pendant les derniers mois de 1855. Voici les résultats :

« Cent parties du mélange gazeux contenaient en acide carbonique :

28 janv.	16 fév.	20 fév.	24 mars.	28 mars.	11 avril.	18 mai.
53,6	54,6	42,8	40,0	30,0	43,3	40,0

« Comme ces nombres représentent un minimum, je crois qu'on peut admettre que l'acide carbonique entre pour moitié environ dans le volume des gaz qui sont dissous dans l'eau de la Seine, et probablement dans l'eau de tous les fleuves et de toutes les rivières.

« Si ces observations sont exactes, si l'expérience démontre qu'en effet toutes les eaux courantes tiennent en dissolution une quantité d'acide carbonique beaucoup plus considérable que celle qu'on supposait y exister, les conséquences qu'on doit tirer de ce fait, au point de vue de la physique du globe, de la géologie, de l'agriculture, méritent assurément de fixer toute notre attention. Cet acide carbonique, qui, sous forme de gaz, représente 2 à 3 p. 100 du volume de l'eau, a-t-il existé d'abord dans l'air atmosphérique, ou plutôt n'y existerait-il pas si l'eau n'intervenait pour l'absorber, pour le dissoudre? S'il en est ainsi, il faut attribuer à l'eau un rôle nouveau : on doit lui concéder une part importante dans la dépuration de notre atmosphère, dans le maintien des proportions dans lesquelles se trouvent les éléments gazeux qui le constituent.

« Je ferai remarquer que cette eau chargée d'acide carbonique laisse sa trace dans les différentes parties du végétal; c'est probablement à elle qu'il faut attribuer ces sels calcaires qui s'accumulent de préférence dans les feuilles, et surtout le carbonate de chaux dont M. Payen a récemment constaté la présence dans ces organes (de toute la grande famille des urticées).

« Mais si ce rôle que j'attribue à l'eau est réel, si ce

corps a, en effet, la propriété de se charger, dans les conditions que j'ai indiquées, d'une forte proportion de cet acide gazeux qui, sans lui, se trouverait répandu dans l'atmosphère, l'acide carbonique doit se trouver dans l'eau des mers.

« Les considérations qui suivent semblent établir qu'il en est ainsi : M. Usiglio a soumis à un examen très-attentif l'eau de la Méditerranée au point de vue de la nature et de la proportion des matières salines qu'elle renferme. D'après lui, cette eau contient par litre 0,117 de carbonate de chaux, et 0,003 d'oxyde de fer qui se trouvait aussi sans doute à l'état de carbonate de protoxyde de fer. Ces quantités exigent, pour être tenues en dissolution, 28 à 30 centimètres cubes d'acide carbonique par litre d'eau, c'est-à-dire une quantité au moins égale à celle qui existe dans l'eau de la Seine.

« L'eau analysée par M. Usiglio avait été prise à la surface de la mer. On peut penser que la quantité des gaz dissous dans l'eau doit augmenter rapidement à mesure que l'eau se trouve à une plus grande profondeur. C'est ce qui résulte des analyses faites par M. Darondeau sur des échantillons d'eau de mer recueillis pendant le voyage de la *Bonite* avec l'appareil qu'on doit à notre illustre doyen M. Biot. Je citerai une seule des analyses de M. Darondeau. L'eau recueillie le 19 mars 1837 dans le golfe du Bengale, à la surface de la mer, contenait, par litre, $19^{cc},8$ de gaz, lequel renfermait 13,9 pour 100 d'acide carbonique; celle qui a été prise le même jour, à une profondeur de deux cents brasses, a fourni $30^{cc},4$ de gaz, et ces gaz contenaient 58 pour 100 d'acide carbonique.

« J'ai cru pouvoir attribuer l'origine de l'acide carbonique des eaux de rivières à l'action dissolvante que l'eau pluviale exerce sur l'air confiné dans la terre végétale. Celle-ci, renfermant des matières organiques qui, par leur combustion lente, produisent de l'acide carbonique, se trouve enveloppée d'une atmosphère qui, d'après les expériences de MM. Boussingault et Lewy, contient jusqu'à 250 fois plus d'acide que l'air extérieur. Ainsi l'eau pluviale qui tombe sur un sol plus ou moins fertile s'y charge d'acide carbonique. Celui-ci, à son tour, exerce son action dissolvante sur les carbonates terreux que cette eau, devenue eau courante, rencontre dans les terrains qu'elle traverse.

« Mais l'eau pluviale elle-même ne renfermerait-elle pas déjà l'acide carbonique que l'on trouve dans les eaux dont elle est l'origine? Pour répondre à cette question, j'ai dû déterminer la quantité d'acide carbonique qui se trouve dans l'eau de la pluie.

« Le résultat de cette analyse est tel qu'on pouvait le prévoir. L'eau de la pluie donne, par litre, 23 centimètres cubes de gaz; 100 volumes de ce gaz ne contiennent que 2,4 d'acide carbonique; le reste est un mélange d'oxygène et d'azote dans les proportions habituelles, soit 32 d'oxygène et 68 d'azote pour 100 du mélange gazeux.

« Cette faible proportion d'acide carbonique est précisément celle qui doit exister dans l'eau pluviale, conformément à la loi de Dalton et Henri, en raison du coefficient de solubilité et des 4 dix-millièmes de ce gaz que contient l'air atmosphérique.

« Ainsi ce gaz se trouve en proportion bien plus considérable dans les eaux ordinaires que dans l'eau pluviale.

« Il était intéressant de rapprocher ce résultat de ceux que peut donner l'étude d'une eau d'une nature toute différente. Cette considération m'a conduit à soumettre à un examen attentif l'eau du puits foré de l'abattoir de Grenelle.

« Tout le monde se rappelle les circonstances qui ont précédé et suivi cette longue et coûteuse entreprise de forage. On sait qu'au mois de février 1841, après sept années d'efforts continus, la sonde de M. Mulot, arrivée à la profondeur de 548 mètres, dans les sables verts, sous les argiles du gault, fit jaillir une masse d'eau qui n'est pas moindre de 800 à 1,000 mètres cubes par vingt-quatre heures.

« La composition de cette eau, qui arrive, comme on sait, avec une température de 28 degrés, a été déterminée dès 1841 par M. Payen et en 1848 par MM. Boutron et Henry. Ces analyses ont clairement établi que l'eau de ce puits artésien est de bonne qualité, qu'elle est même plus pure, moins chargée de matières salines qu'aucune des eaux qui alimentent la ville de Paris.

« Il n'était pas hors de propos de rechercher si l'eau de ce puits, qui fonctionne depuis quinze ans, offre la même composition qu'en 1841 ou en 1848; j'ajouterai que le nouveau forage entrepris à Passy par la ville de Paris donne, en ce moment, un intérêt particulier à l'étude des eaux provenant de profondeurs considérables.

« Je m'occuperai d'abord de l'examen des gaz que l'eau du puits de Grenelle tient en dissolution.

« Il fallait puiser l'eau à sa source même, c'est-à-dire introduire des flacons vides dans le tube central qui l'amène au jour.

« Je reçus le gaz dans une éprouvette graduée contenant déjà une dissolution de potasse. Ce gaz, dont le volume est égal à 14 centimètres cubes à 10 degrés pour 1 litre d'eau, est de l'*azote pur*. L'acide pyrogallique, le phosphore n'y décèlent point la moindre trace d'oxygène.

« Ce curieux résultat établit une différence bien marquée entre l'eau du puits de Grenelle et les eaux douces ordinaires, qui toutes, ayant eu le contact de l'air, renferment en dissolution une quantité considérable d'oxygène. Sous le rapport de la nature des gaz qu'elle contient, cette eau ressemble plus à une eau minérale qu'à une eau douce.

« D'après mon analyse, le résidu salin qu'elle laisse par l'évaporation à siccité présente la composition suivante :

	Pour 100 de résidu.	Pour 1 litre.
Carbonate de chaux	40,8	0,057,936
Carbonate de magnésie	11,5	0,016,33
Carbonate de potasse	14,4	0,020,448
Carbonate de protoxyde de fer	2,2	0,003,024
Sulfate de soude	11,3	0,016,046
Hyposulfite de soude	6,4	0,009,088
Chlorure de sodium	6,4	0,009,088
Silice	7,0	0,009,94
	100,0	0,142,000

« Un litre d'eau m'a donné 0gr,142 de résidu desséché.

« Les résultats qui précèdent s'accordent assez, en ce qui concerne les sels principaux, avec ceux qui ont été publiés, il y a seize ans, par M. Payen, pour qu'on puisse considérer cette eau comme ayant aujourd'hui sensiblement la composition qu'elle avait en 1841. Comme M. Payen et comme MM. Boutron et Henry, j'ai constaté que le résidu laissé par cette eau offre une réaction alcaline très-prononcée, qu'il doit au carbonate de potasse.

« M. Payen a, le premier, appelé l'attention sur la présence de la silice dans cette eau; il l'a fait avec d'autant plus de raison, que la proportion de ce corps est plus considérable aujourd'hui que celle qu'il a indiquée. D'après des dosages répétés un grand nombre de fois, j'ai retiré invariablement 7 parties de silice de 100 de résidu (1).

« Quoiqu'il soit assez difficile de démontrer l'existence du fer dans l'eau qui a séjourné pendant quelques instants au contact de l'air, la nature ferrugineuse de cette eau ne peut pas être mise en doute; elle donne lieu, en effet, à une pe-

(1) Par suite de ses remarques sur la constitution du tissu des végétaux et des feuilles en particulier, M. Payen supposait que la plupart des eaux naturelles, pour fournir à une application aussi étendue, devaient contenir de la silice; il fit la vérification de cette hypothèse en analysant l'eau du puits de Grenelle, et, depuis, l'eau de la Seine (*Annales de chimie*, 2e série, t. I, p. 383, et *Étude sur les gisements du phosphore*, par M. Élie de Beaumont, membre de l'Institut et de la Société d'agriculture, 1856).

tite industrie créée par le gardien du puits qui, ayant un jour oublié dans le réservoir supérieur un verre qu'il retrouva le lendemain recouvert d'un dépôt ocreux, eut l'idée de colorer en jaune, par ce procédé, des vases en cristal ordinaire, qu'il vend aux nombreux visiteurs du puits. Ces vases, qui ne séjournent dans l'eau que quelques heures, prennent une teinte irisée assez belle qu'ils doivent à un dépôt ferrugineux très-mince et très-adhérent. Un contact prolongé pendant huit à dix jours donne au dépôt ferrugineux une épaisseur suffisante pour ôter au verre toute sa transparence.

« J'ajouterai que le bassin qui reçoit l'eau sur la plateforme se trouve tapissé d'une assez grande quantité d'oxyde de fer hydraté, sous forme gélatineuse, mélangé de silice, de conferves et de matières sableuses que l'eau entraîne quelquefois. J'ai constaté dans ce dépôt la présence du manganèse.

« En résumé, on peut conclure de l'ensemble de ces expériences que, si l'eau du puits foré de Grenelle reste, au point de vue de son emploi dans les ménages et dans les usines, une eau de bonne qualité, à cause de la minime proportion des matières salines qu'elle renferme, elle présente néanmoins, au point de vue géologique, en raison de la nature même de ces matières et de celle des gaz qu'elle a dissous, quelques-uns des caractères d'une eau minérale.

« Conformément à l'opinion de M. Walferdin, on attribue l'origine de cette eau à l'eau pluviale qui, pénétrant dans les sables verts, dans les environs de Troyes, à une hauteur de 125 mètres au-dessus du niveau de la mer, ressort par le trou de sonde de l'abattoir de Grenelle.

« Puisque l'eau pluviale ne contient qu'une très-petite quantité d'acide carbonique, il est vraisemblable que l'eau du puits de Grenelle, en pénétrant dans le sol, en emprunte à l'atmosphère confinée qui environne la terre végétale. Il est possible aussi qu'elle traverse des couches de terrain imprégnées de ce gaz, sous l'influence duquel elle dissout du carbonate de chaux et du carbonate de magnésie. C'est probablement aussi à la présence de l'acide carbonique qu'il faut attribuer l'existence de la silice, que cet acide rend libre, en opérant la décomposition des débris feldspathiques que l'eau, qui en est chargée, rencontre sur son passage : de là, le carbonate de potasse qui donne à celle-ci une réaction alcaline. Quant à l'azote qui existe en dissolution dans cette eau, il proviendrait de l'air que l'eau pluviale renferme, air dont l'oxygène aurait été employé soit à oxyder les produits pyriteux, soit à détruire le sulfure alcalin qui, à un certain moment, a dû se trouver dans cette eau. »

Eau du premier puits artésien foré à la gare de Saint-Ouen.

On lira sans doute avec intérêt, et comparativement aux précédentes, les deux analyses suivantes faites, en 1829, par M. Ossian Henry (1).

Le puits dont il s'agit a traversé plusieurs nappes d'eau ; les deux principales se sont rencontrées, la première à 65 mètres, la seconde à 49 mètres de profondeur. L'eau de la nappe de 65 mètres est limpide, d'une teinte légèrement verdâtre vue en masse, d'une saveur douce, puis sulfureuse, d'une odeur sensiblement sulfureuse aussi ; sa température est de 9°,5. Par l'évaporation à l'air, elle se trouble légèrement et se remplit de petits flocons blanchâtres nageant au milieu du liquide. L'eau de la masse de 49 mètres est légèrement verdâtre vue en masse ; sa saveur est un peu douce, son odeur sensiblement sulfureuse ; elle se trouble par l'ébullition.

Ces deux eaux ont donné à l'analyse les résultats suivants :

---

(1) *Journal de pharmacie*, t. XV, p. 622.

		Eau de 65 mèt.	Eau de 49 mèt.
		gr.	gr.
Substances gazeuses.	Acide carbonique	0,0650	0,002
	Azote	0,0040	»
	Oxygène	»	»
	Acide sulfhydrique	0,0024	Traces.

		gr.	gr.
Substances fixes.	Chlorure de sodium	0,0551	0,002
	— de potassium	Traces.	Indices.
	— de calcium	Indices.	0,005
	— de magnésium		0,017
	Sulfate de soude	0,0912	0,022
	— de chaux	Traces.	0,456
	— de magnésie	»	0,021
	Carbonate de chaux (1)	0,0271	0,121
	— de magnésie (1)	0,0516	0,042
	Phosphate de chaux	Traces.	0,001
	Acide silicique	0,0360	0,040
	Alumine	0,0024	0,002
	Oxyde de fer		0,003
	Glairine ou matière organique	0,0040	0,002
		0,2674	0,734

7° EAU DE LA BIÈVRE.

La rivière de Bièvre, qui, depuis son origine jusqu'à son embouchure dans la Seine, coule dans un vallon d'environ 32 kilomètres d'étendue, prend sa source entre les villages de Guyancourt et de Bouvier, à une petite distance du grand parc de Versailles. Formée, à sa naissance, des eaux de deux ou trois fontaines, elle reçoit bientôt les affluents d'un grand nombre de sources qui augmentent son volume, au point qu'après 900 à 1,000 mètres de parcours elle a déjà une largeur d'au moins $0^m,75$. Après avoir fait quelques détours elle arrive presque en ligne droite à la Meulière, passe à Jouy, et traverse la vallée de Bièvre, arrose Igny, Amblainvilliers, Antony, et se dirige vers l'Hay. A Arcueil, la Bièvre se subdivise en plusieurs bras qui se réunissent assez promptement, traverse le village et va gagner Gentilly. Là, son lit

(1) Primitivement à l'état de bicarbonates.

se partage en deux : le plus petit bras, alimenté par les infiltrations du lit supérieur et par la petite source à Mulard, prend dans Paris le nom de *Rivière-Morte*. Mais bientôt les deux bras de la rivière se rapprochent en entrant dans la ville. La Bièvre se jette dans la Seine à environ 30 mètres en amont du pont d'Austerlitz.

La Bièvre, dans plusieurs localités qu'elle traverse, sert aux riverains pour leurs usages domestiques ; à partir d'Arcueil et de Gentilly, elle reçoit les eaux d'un grand nombre de buanderies, et, quand elle arrive à Paris, elle a déjà perdu une partie de sa limpidité ; mais c'est particulièrement depuis son entrée dans cette ville jusqu'à son embouchure que l'altération de ses eaux devient encore plus sensible. Les établissements de tanneurs, de mégissiers, de hongroyeurs, de maroquiniers, de teinturiers, d'amidonniers, les fabriques de bleu de Prusse et de carton, les blanchisseries de chiffons, etc., qui sont placés sur ses bords, donnent souvent aux eaux de cette rivière une couleur noire, un aspect fangeux, et une odeur des plus fétides.

Naguère encore les eaux de la Bièvre répandaient, pendant les chaleurs de l'été, l'odeur la plus insupportable. Son lit, presque à sec, était recouvert d'un limon composé de détritus et de débris animaux que la chaleur faisait gonfler, et qui, en donnant naissance aux gaz qui sont le produit de la décomposition putride, occasionnaient les exhalaisons les plus infectes et les plus dangereuses, d'où résultaient souvent, pour les riverains, des fièvres intermittentes d'un mauvais caractère et des maux de gorge gangréneux.

Pour remédier, autant qu'il était en elle, à cette cause d'insalubrité, l'administration municipale a entrepris, depuis quelques années, de canaliser une partie de ce cours d'eau dans sa traversée de Paris, et elle a fait faire des écluses de chasse qui permettent de le débarrasser périodiquement de la vase que chaque jour y accumule. Encouragé par l'administration, un syndicat, composé d'hommes des plus honorables des départements de la Seine et de Seine-et-Oise, s'est formé pour aviser au moyen de construire, entre la Minière et Buc, un grand étang où les eaux recueillies pendant une partie de l'année pourraient, suivant les besoins, être versées dans la rivière. Cette mesure, qui avait déjà été proposée antérieurement, en augmentant le volume des eaux de cette rivière, rendrait un grand service aux usines qu'elle fait mouvoir, et contribuerait beaucoup à son assainissement.

En attendant que ce projet soit mis à exécution, les ingénieurs du département de la Seine ont fait opérer sur les bords de la rivière, près du moulin de l'Hay, quinze sondages artésiens qui tous ont atteint la nappe aquifère à 6 ou 7 mètres de profondeur. Ces forages font jaillir autant de sources qui, dans l'origine, versaient, par jour, dans la Bièvre 220 à 230 mètres cubes de nouvelles eaux, c'est-à-dire un volume presque égal à celui de la rivière pendant la saison d'été. Malheureusement, ces nouvelles eaux sont extrêmement calcaires ; elles ne cuisent pas les légumes et sont impropres au savonnage; mais, quand elles ne seraient utiles qu'aux usines et aux moulins qui souvent sont forcés de chômer faute d'eau, cette augmentation de volume serait déjà un grand service rendu, si ces sources artésiennes, déjà diminuées, ne devaient peut-être tarir.

L'eau de la Bièvre, prise depuis sa source jusqu'à Arcueil, est limpide, et sa saveur n'a rien de désagréable; elle cuit bien les légumes et dissout le savon. On a longtemps cru que les eaux de cette rivière étaient préférables à toutes les autres pour certains genres de teintures, et particulièrement pour la teinture des laines; mais cette tradition, qui s'était perpétuée depuis les frères Gobelin, teinturiers sous François Ier, est aujourd'hui regardée comme un véritable préjugé par les hommes de l'art et par les chimistes qui ont été successivement placés à la tête de la manufacture des tapisseries.

L'eau de la Bièvre, analysée par MM. Boutron et Henry,

avait été puisée à Amblainvilliers, le 27 octobre 1845. Voici le résultat de cet examen :

		lit.
Substances volatiles.	Acide carbonique....................	0,020
	Air atmosphérique..................	Quantité indéterminée.
		gr.
Substances fixes.	Bicarbonates de chaux et de magnésie.	0,303
	Sulfate de chaux....................	0,116
	— de soude.................. — de magnésie...............	0,170
	Chlorure de magnésium............. — de sodium...............	0,181
	Acide silicique, alumine, oxyde de fer.	0,034
	Matière organique..................	Traces.
		0,804

Si l'on considère les bicarbonates contenus dans l'eau de la Bièvre comme y étant à l'état de carbonates neutres, le chiffre total des matières fixes de l'analyse, qui est de 0gr,804, se réduirait à 0gr,704; mais il s'éloignerait encore considérablement des 0gr,508 de substances fixes obtenus, en 1816, par M. Colin. On trouvera les résultats de cette analyse au tableau des pages 98 et 99.

Série des eaux du canal de l'Ourcq.

8° EAU DE LA RIVIÈRE D'OURCQ.

Cette rivière prend sa source dans la forêt de Ris, département de l'Aisne, coule de l'est à l'ouest, passe à Fère-en-Tardenois, à Oulchy-le-Château, à Brény, à Vichel, se grossit du ru de Savière, au-dessous du village de Touesne, arrose la Ferté-Milon, Marolles, Fulaines et Mareuil, et vient se jeter dans la Marne, un peu au-dessous de Lizy, après un parcours de 72,000 mètres.

A Mareuil, cette rivière se divise en deux parties ; l'une sert à alimenter le canal de l'Ourcq, l'autre suit son cours et se rend dans la Marne, ainri que nous venons de le dire.

L'eau de la rivière d'Ourcq a été analysée, en 1816, par M. Colin (voy. le tableau, pages 98 et 99), et plus récemment par MM. Boutron et Henry. L'échantillon qui a servi à cette dernière analyse a été pris à son entrée dans la gare de Mareuil, le 25 août 1845, après huit jours de beau temps. L'analyse de cette eau a fourni les résultats suivants :

Substances volatiles.	Acide carbonique libre	Quantité indéterminée.
	Air atmosphérique	
		gr.
Substances fixes.	Bicarbonate de chaux	0,107
	— de magnésie	
	Sulfate de chaux	0,082
	— de soude	0,051
	— de magnésie	
	Chlorure de sodium	0,014
	— de calcium	
	— de magnésium	
	Azotate alcalin	Traces.
	Acide silicique, alumine, oxyde de fer	0,027
	Matière organique azotée	Indices.
		0,281

Le résidu d'évaporation de l'eau de la rivière d'Ourcq est beaucoup moins considérable que celui provenant des divers affluents du canal. Aussi doit-on regarder l'eau de cette rivière comme une très-bonne eau potable et presque comparable à l'eau de la Seine. Déjà la commission de 1816 avait trouvé un résidu qui, pour 1 litre d'eau, et en admettant que les carbonates y fussent à l'état de bicarbonates, pouvait être évalué à 0gr,250, chiffre qui se rapporte singulièrement au précédent.

La petite quantité de matière organique que renferme cette eau a permis de la garder deux mois dans une bouteille bien bouchée, sans qu'elle ait subi d'altération. On peut donc affirmer que cette eau est une des meilleures de celles qui arrosent le bassin de Paris.

9° EAU DE LA COLLINANCE OU GRIVETTE.

Ce petit cours d'eau prend naissance aux étangs de Macquelines, département de l'Oise, coule du nord-ouest au sud-est, passe à Betz, Anthilly, Collinance, et vient se jeter dans le canal de l'Ourcq, près du village de Neufchelles, après un parcours de 12,000 mètres.

Analysée par M. Colin, en 1816 (voy. le tableau, p. 98 et 99), elle a été de nouveau examinée par MM. Boutron et Henry. L'eau qui a servi à cette dernière analyse a été puisée, le 25 août 1845, à 100 mètres environ du réservoir. Elle a donné :

Substances volatiles.	Acide carbonique	Quantité indéterminée.
	Air atmosphérique	

		gr.
Substances fixes.	Bicarbonate de chaux	0,193
	— de magnésie	
	Sulfate de chaux	0,060
	— de soude	0,230
	— de magnésie	
	Chlorure de sodium	0,100
	— de calcium	
	— de magnésium	
	Azotate de chaux ou de magnésie	Traces.
	Acide silicique, alumine, oxyde de fer.	0,050
	Matière organique	Indices.
		0,633

Le résidu obtenu dans l'analyse de cette eau étant beaucoup plus considérable que celui de l'analyse précédente, cette différence avait donné la crainte à MM. Boutron et Henry que quelque erreur ne se fût glissée dans leurs essais. Ils ont donc cru devoir faire évaporer séparément plusieurs litres d'eau, et les résultats furent, pour ainsi dire, identiques. Ils sont donc portés à regarder leurs résultats comme vrais. Cependant, si les renseignements pris sont exacts, les habitants des communes que la Collinance traverse ou arrose regardent son eau comme l'une des plus pures de celles qui se jettent dans le canal. Cette opinion tiendrait-elle à ce que cette eau est claire et transparente, et au préjugé trop répandu que l'eau qui possède cette qualité physique est toujours la plus pure et la meilleure ?

10° EAU DU CLIGNON.

Le Clignon est formé de plusieurs petits ruisseaux qui se réunissent aux environs de Bézu-les-Fèves, près Château-Thierry. Il coule de l'est à l'ouest, passe à Épaux, Monthiers, Licy-les-Chanoines, Brumetz, Montigny, et de là se rend dans la nouvelle rigole de dérivation, pour être introduit dans le canal après avoir traversé la rivière de l'Ourcq sur un pont-aqueduc. Quand les eaux sont trop abondantes, ce petit affluent peut, au besoin, être rejeté dans son ancien lit qui aboutit à la rivière d'Ourcq; le Clignon a un parcours de 30,000 mètres, tout entier dans le département de l'Aisne.

Le Clignon n'a été introduit dans le canal qu'en 1843. Un an avant cette introduction, l'administration municipale avait prié M. Thénard de vouloir bien faire l'examen de cette eau. Ce chimiste adressa à M. le préfet de la Seine un rapport, duquel il résultait que l'eau du Clignon qui lui avait été remise contenait sur 1 litre :

	gr.
Carbonate de chaux..................	0,143
Sulfate de chaux......................	0,018
Chlorure de sodium....................	0,020
Matière organique (environ)............	0,033
Sels de magnésie et acide silicique.......	Traces.
	0,214

L'eau que l'administration a fait remettre, en août 1845, à MM. Boutron et Henry leur ayant donné un résidu d'évaporation plus fort que celui obtenu par M. Thénard, ils ont voulu voir si l'eau puisée à une autre époque de l'année leur offrirait le même résultat. Ils ont donc fait une nouvelle analyse de l'eau du Clignon avec de l'eau puisée, en plein lit de cet affluent, le 13 janvier 1846, et cette fois le résidu s'est rapproché beaucoup de celui obtenu par le célèbre chimiste.

Voici ce que l'analyse leur a donné :

Substances volatiles,	Acide carbonique libre Air atmosphérique	Quantité indéterminée.
		gr.
Substances fixes.	Bicarbonate de chaux — de magnésie	0,247
	Sulfate de chaux	0,014
	— de soude — de magnésie	0,060
	Chlorure de sodium — de calcium — de magnésium	0,040
	Acide silicique, alumine, oxyde de fer	0,009
	Matière organique azotée	Indices très-sensibles.
		0,370

On remarquera que, dans l'analyse de M. Thénard, le carbonate de chaux est dosé comme étant dans l'eau à l'état de carbonate simple, tandis que, dans l'analyse ci-dessus, les carbonates sont comptés comme bicarbonates ; ce qui élève le poids de ces sels d'une manière assez notable. Si donc de $0^{gr},370$, total de l'analyse, on défalque le chiffre de $0^{gr},082$, représentant le poids de l'acide carbonique indispensable pour faire passer les carbonates à l'état de bisels solubles, on aura pour total définitif $0^{gr},288$, résultat qui diffère moins de celui obtenu par M. Thénard en 1842.

Si l'eau du Clignon ne laisse pas après son évaporation un résidu salin très-considérable, elle contient, en revanche, une assez forte proportion de matière organique. Néanmoins peut-être ne doit-on pas l'évaluer au chiffre porté dans l'analyse de M. Thénard; il y a, suivant toute probabilité, des causes qui ont, sous ce rapport, influé sur l'amélioration de ce petit cours d'eau. Quoi qu'il en soit, on peut regarder l'eau du Clignon comme une des meilleures de celles qui se jettent dans le canal de l'Ourcq.

11° EAU DE LA GERGOGNE.

La Gergogne prend sa source au hameau de Gueux, près du Plessis-Bouillancy, se dirige du nord-ouest au sud-est, passe à Réez, Acy et Rosoy, et se jette dans le canal (rive droite) à la jonction des départements de l'Oise et de Seine-et-Marne, entre Vaurinsfroy et May-en-Multien, après un parcours d'environ 12,000 mètres.

Cette petite rivière fournit au canal, pendant six semaines d'étiage, 16,760 mètres cubes d'eau en vingt-quatre heures et, pendant le reste de l'année, 20,940.

L'eau de la Gergogne a été examinée par M. Colin en 1816, et les résultats de son analyse se trouvent au tableau des pages 98 et 99.

Dans leur travail sur les eaux de Paris, MM. Boutron et Henry ont dû l'examiner de nouveau. L'eau a été puisée à 110 mètres en amont du réservoir, le 26 août 1845, par un beau temps; voici les résultats qu'elle a donnés:

Substances volatiles.	Acide carbonique libre..............	Quantité indéterminée.
	Air atmosphérique..................	
		gr.
Substances fixes.	Bicarbonate de chaux...............	0,221
	— de magnésie............	
	Sulfate de chaux....................	0,011
	— de soude..................	0,060
	— de magnésie...............	
	Chlorure de sodium.................	0,020
	— de calcium................	
	— de magnésium.............	
	Azotate de chaux ou de magnésie......	Indices.
	Acide silicique, alumine, oxyde de fer.	0,010
	Matière organique..................	Traces très-marquées.
		0,322

12° EAU DE LA THÉROUENNE.

La Thérouenne prend naissance au nord d'Oisery, coule du nord-ouest au sud-est, passe près de Forfery, arrose Étrepilly, et vient se jeter dans le canal (rive droite) à la hauteur de Congis, après un parcours de 24,000 mètres dans le département de Seine-et-Marne.

Ce petit cours d'eau fournit au canal 11,960 mètres cubes d'eau en vingt-quatre heures pendant le temps de l'étiage, et 14,940 pendant le reste de l'année.

L'eau soumise à l'examen a été puisée le 31 août 1845, après plusieurs jours de beau temps, dans la rigole de dérivation, à 100 mètres en amont du réservoir. Les résultats de l'analyse de MM. Boutron et Henry sont les suivants :

		gr.
Substances volatiles.	Acide carbonique..................	Quantité indéterminée.
	Air atmosphérique.................	
Substances fixes.	Bicarbonate de chaux................	0,380
	— de magnésie............	
	Sulfate de chaux.....................	0,061
	— de soude..................	0,041
	— de magnésie................	
	Chlorure de sodium...............	0,059
	— de calcium...............	
	— de magnésium............	
	Acide silicique, alumine, oxyde de fer.	0,031
	Matière organique..................	Traces.
		0,572

13° EAU DE LA ROCHE-DE-CRÉGY.

Les fontaines de Crégy sont formées de diverses sources qui prennent leur cours sur le versant du coteau gypseux de Crégy, près Meaux. Les eaux que ces sources fournissent au canal sont de si mauvaise nature, sous le rapport des sels qu'elles renferment, et leur volume est d'ailleurs d'une si minime importance, puisqu'elles ne donnent que 300 mètres cubes par jour pendant l'étiage et 380 pendant le reste de l'année, que l'administration ne doit pas hésiter à les détourner.

L'eau qui a servi à l'analyse de MM. Boutron et Henry a été puisée, le 24 juillet 1845, à la sortie de l'aqueduc, après plusieurs jours de beau temps.

Voici les résultats obtenus :

Substances volatiles.	Acide carbonique..................	Quantité indéterminée.
	Air atmosphérique.................	
		gr.
Substances fixes.	Bicarbonate de chaux...............	0,816
	— de magnésie............	
	Sulfate de chaux....................	1,470
	— de soude....................	0,175
	— de magnésie...............	
	— de strontiane...............	Indices.
	Chlorure de sodium................	0,110
	— de calcium...............	
	— de magnésium............	
	Azotate de chaux ou de magnésie......	Indices très-marqués.
	Acide silicique, alumine, oxyde de fer.	0,024
	Matière organique....................	Traces peu sensibles.
		2,595

Le sulfate de chaux, ainsi que l'indique l'analyse, est contenu dans l'eau de la Roche-de-Crégy en si grande proportion que, lorsqu'on en évapore 1 litre au dixième de son volume et qu'on abandonne ce résidu au repos pendant plusieurs jours, on trouve ce sel cristallisé en aiguilles soyeuses et brillantes au fond de la capsule.

Cette eau offre encore un exemple de ces eaux claires et limpides dont l'apparence pourrait faire supposer la pureté, mais dont la mauvaise qualité interdit l'emploi, même dans les usages domestiques. Les habitants du pays, qui s'en servent fortuitement, disent qu'elle est crue, lourde, indigeste, et qu'elle occasionne souvent de violentes tranchées. C'est certainement une des plus mauvaises eaux que l'on puisse rencontrer.

14° EAU DU RUTEL OU RU DE VILLENOY.

Le Rutel prend naissance entre le Plessis-l'Évêque et la Montagne-de-Monthion, passe à peu de distance d'Iverny, arrose Neufmontiers, Chauconin et Rutel. A ce dernier endroit il existe deux vannes qui permettent à volonté, suivant les saisons, d'introduire ce petit cours d'eau dans le canal ou de le rejeter dans son ancien lit. Par cet ancien lit, qui passe sous le canal, le Rutel se rend dans la Marne après avoir traversé le village de Villenoy.

Le Rutel, qui n'a qu'un parcours d'environ 8,000 mètres dans le département de Seine-et-Marne, ne fournit au canal que 200 mètres cubes d'eau par jour dans le temps de l'étiage et 240 à 260 pendant le reste de l'année.

L'eau qui a servi à l'analyse faite par MM. Boutron et Henry a été puisée, le 24 juillet 1845, à 100 mètres en amont du réservoir, par un beau temps.

Les résultats de l'analyse sont les suivants :

Substances volatiles.	Acide carbonique libre	Quantité indéterminée.
	Air atmosphérique	
		gr.
Substances fixes.	Bicarbonate de chaux	0,416
	— de magnésie	
	Sulfate de chaux	0,050
	— de soude	0,310
	— de magnésie	
	Chlorure de sodium	0,120
	— de calcium	
	— de magnésium	
	Azotate alcalin	Traces très-sensibles.
	Acide silicique	0,060
	Alumine et oxyde de fer	Traces.
	Matière organique	Indices.
		0,956

On voit, par le résidu salin que l'évaporation abandonne, que, de tous les petits cours d'eau qui affluent dans le canal de l'Ourcq, l'eau du Rutel est la plus impure après celle de la Roche-de-Crégy. La mauvaise qualité de l'eau et, de plus, le peu d'importance de son volume doivent engager l'administration à détourner ce ruisseau le plus promptement possible et à le rendre à son lit.

15° EAU DE LA BEUVRONNE.

La Beuvronne prend naissance près de Vinantes, département de Seine-et-Marne, coule du nord-est au sud-ouest, passe à Nantouillet et à Saint-Mesmes, reçoit sur la droite le ruisseau de la Biberonne, dont le cours est à peu près de 10 kilomètres, traverse Gressy et rejoint le canal de l'Ourcq à peu de distance de ce village. En deçà du canal, la Beuvronne reçoit encore sur la rive droite les eaux des petits affluents de l'Arneuse et du Mory, passe à Claye et à Fresne, et se jette dans la Marne, après un parcours d'environ 16,000 mètres dans le département de Seine-et-Marne.

La Beuvronne donne, dans le temps de l'étiage, 18,000 mètres cubes d'eau en vingt-quatre heures, et 22,000 pendant le reste de l'année.

L'eau de cette rivière a été examinée, en 1816, par M. Colin, et récemment par MM. Boutron et Henry. L'eau analysée par ces derniers a été prise au droit du déversoir, en plein lit, le 17 juin 1845. Voici les résultats qu'elle a fournis :

Substances volatiles.	Acide carbonique libre	Quantité indéterminée.
	Air atmosphérique	
		gr.
Substances fixes.	Bicarbonate de chaux	0,142
	— de magnésie	0,100
	Sulfate de chaux	0,071
	— de soude	0,180
	— de magnésie	
	Chlorure de sodium	0,105
	— de calcium	
	— de magnésium	
	Azotate alcalin	Traces.
	Acide silicique, alumine, oxyde de fer.	0,063
	Matière organique azotée	Indices.
		0,661

16° EAU DU MORY.

Le Mory est un petit ruisseau qui prend sa source au village même de ce nom, situé sur la rive droite du canal, et qui fait partie de l'arrondissement de Meaux, département de Seine-et-Marne. La mauvaise qualité des eaux de ce petit affluent et le peu d'importance de son volume ont engagé l'administration à le détourner, ainsi que l'Arneuse, par un fossé de fuite qui va rejoindre l'ancien lit de la Beuvronne, lequel passe sous le canal et aboutit à la Marne, entre Anet et Fresnes.

L'eau examinée par MM. Boutron et Henry a été puisée en plein lit à 50 mètres au delà de la nouvelle dérivation, le 17 juin 1845.

Elle a donné pour résultats :

Substances volatiles.	Acide carbonique libre	Quantité indéterminée.
	Air atmosphérique	
		gr.
Substances fixes.	Bicarbonate de chaux	0,210
	— de magnésie	0,105
	Sulfate de chaux	0,055
	— de soude	0,102
	— de magnésie	
	Chlorure de sodium	0,135
	— de calcium	
	— de magnésium	
	Azotate alcalin	Traces.
	Acide silicique, alumine, oxyde de fer.	0,050
	Matière organique	Quantité indéterminée, mais très-notable.
		0,657

17° EAU DE L'ARNEUSE OU DE LA RENEUSE (1).

L'Arneuse prend naissance sur la lisière des bois de Saint-

(1) Le nom de ce petit cours d'eau pourrait provenir du mot latin *arenosa*.

Denis, à une très-petite distance de la rive droite du canal. Ce ruisseau traverse des terrains tourbeux et marécageux, qui rendent ses eaux de mauvaise qualité. L'administration, pour détourner les eaux de l'Arneuse, les verse, ainsi que celles du Mory, dans un fossé de décharge qui passe sous le canal et les conduit à la Marne.

L'eau analysée par MM. Boutron et Henry a été prise en amont du point de raccordement de la nouvelle dérivation, le 17 juin 1845; elle a donné les résultats suivants :

Substances volatiles.	Acide carbonique libre.............. Air atmosphérique..................	Quantité indéterminée.
		gr.
Substances fixes.	Bicarbonate de chaux.............. — de magnésie...........	0,258
	Sulfate de chaux....................	0,020
	— de soude.................. — de magnésie................	0,036
	Chlorure de sodium............... — de calcium............... — de magnésium............	0,014
	Azotate alcalin........................	Traces.
	Acide silicique, alumine, oxyde de fer.	6,044
	Matière organique azotée d'une odeur fétide..........................	Quantité indéterminée.
		0,372

Quoique le résidu salin abandonné par l'évaporation ne soit pas très-considérable dans l'eau de l'Arneuse, néanmoins MM. Boutron et Henry regardent cette eau comme une des plus impures qu'ils aient examinées. La quantité de matière organique azotée qu'elle tient en dissolution, et dont l'odeur est des plus fétides, lui donne, dans certains temps de l'année, une saveur repoussante.

Cela tient sans doute à ce que, pendant les chaleurs de l'été, ce ruisseau diminuant beaucoup de volume, l'eau qui coule alors avec lenteur reste en contact avec les corps organisés des terrains qu'elle traverse, et que ce contact occasionne la décomposition d'une partie des sulfates contenus dans l'eau, et leur conversion en sulfures.

Bien que la quantité de matière organique azotée dissoute dans cette eau soit peut-être moins considérable pendant les saisons d'automne et d'hiver, où les eaux sont plus abondantes et leur cours conséquemment plus rapide, elle suffit cependant pour motiver les mesures de précaution que l'administration municipale a cru devoir prendre pour pouvoir, suivant les besoins et à volonté, introduire ce petit ruisseau dans le canal ou le rejeter dans son ancien lit.

18° EAU DU CANAL DE L'OURCQ.

De toutes les eaux qui forment le canal de l'Ourcq, l'eau prise à la gare circulaire de la Villette était, sans contredit, une de celles dont l'administration municipale avait le plus d'intérêt à connaître la valeur et le degré de pureté. L'eau, en cet endroit, est le produit définitif, en proportions diverses, de tous les affluents du canal de l'Ourcq, et c'est aussi de là que partent toutes les conduites qui sont destinées à alimenter un certain nombre de fontaines et les bornes-fontaines placées sur la voie publique. Naguère ces bornes-fontaines ne devaient servir qu'au lavage des rues, et il était défendu d'y puiser de l'eau pour les usages domestiques; mais, depuis quelques années, l'administration a cru devoir se relâcher de cette prescription sévère, et aujourd'hui c'est à ces bornes-fontaines que la population pauvre de Paris vient prendre, quand elles sont ouvertes à certaines heures du jour, l'eau nécessaire à ses besoins et à son alimentation.

L'eau du canal de l'Ourcq avait été examinée, en **1816**, par MM. Thénard, Hallé et Tarbé, et en **1829** par MM. Vauquelin et Bouchardat. En **1816**, le résidu de **1** litre de cette eau avait été fixé par les premiers de ces savants à $0^{gr},342$, et en **1829** à $0^{gr},479$ par MM. Vauquelin et Bouchardat. Le poids du résidu trouvé par MM. Boutron et Henry est plus considérable que le résidu de **1816**, mais il est preque semblable à celui de **1829**. Si, en effet, sur le poids de $0^{gr},570$, accusé dans le tableau de l'analyse de MM. Boutron et Henry, on fait la correction qui consiste à soustraire des bicarbonates de chaux et de magnésie un tiers environ de leur poids représentant l'acide carbonique nécessaire pour faire passer les carbonates à l'état de bisels solubles, on trouve 0^{gr},513, résultat qui ne diffère que d'environ 1/15 de celui obtenu en 1829.

Cette minime différence, qui peut s'expliquer jusqu'à un certain point, soit par le mode d'examen employé, soit par les saisons dans lesquelles les analyses ont été faites, démontre d'une manière évidente que l'eau du canal de l'Ourcq n'a, pour ainsi dire, pas varié de composition pendant l'espace de quinze années.

Afin de voir si l'eau du canal de l'Ourcq était plus susceptible de s'altérer par le temps que les eaux de la Seine et d'Arcueil, qui alimentent presque toutes les fontaines publiques de Paris, MM. Boutron et Henry ont conservé, pendant trois mois, dans des flacons bouchés à l'émeri, à une température de 14 à 15 degrés et dans un repos complet, 2 litres de chacune des eaux suivantes :

Eau de la Seine prise au pont d'Ivry;

Eau de la Seine prise à la pompe à feu de Chaillot ;

Eau d'Arcueil prise au Val-de-Grâce ;

Eau du canal de l'Ourcq prise à la gare circulaire.

Ce temps écoulé, on a remarqué que le fond des flacons était tapissé d'une couche de matière organisée de couleur verte, ayant tous les caractères d'une conferve. Cette matière était beaucoup plus abondante dans l'eau puisée à Chaillot que dans les trois autres.

L'eau de la Seine prise en amont de Paris, celle d'Arcueil et l'eau du canal n'avaient aucune odeur et aucune saveur, et elles étaient en tout semblables à des eaux qui auraient été puisées la veille. Il n'en était pas de même de l'eau prise à Chaillot ; elle avait une légère odeur et une saveur de moisi très-prononcée.

Cette expérience, de laquelle on ne peut certainement rien

conclure d'une manière absolue, tend cependant à faire voir que la matière organique contenue dans l'eau du canal est susceptible de s'altérer moins promptement que celle que renferme l'eau de la Seine prise au-dessous de Paris.

L'eau qui a servi à l'analyse de MM. Boutron et Henry avait été prise à la gare circulaire de la Villette, au droit de la prise d'eau de l'aqueduc de ceinture, le 4 juin 1845, par un beau temps; elle a donné les résultats suivants :

Substances volatiles.	Acide carbonique libre	Quantité indéterminée.
	Air atmosphérique	
		gr.
Substances fixes.	Bicarbonate de chaux	0,158
	— de magnésie	0,075
	Sulfate de chaux	0,080
	— de soude	0,095
	— de magnésie	
	Chlorure de sodium	0,113
	— de calcium	
	— de magnésium	
	Azotate alcalin	Traces.
	Acide silicique, alumine, oxyde de fer.	0,069
	Matière organique azotée	Indices sensibles.
		0,590

Les eaux qui ont servi à l'analyse de MM. Vauquelin et Bouchardat ont été puisées, dans les premiers jours du mois d'août 1827, aux différents endroits indiqués dans le tableau suivant qui présente les résultats obtenus sur 1,000 grammes d'eau :

SUBSTANCES CONTENUES DANS LES EAUX.	CANAL DE L'OURCQ, au-dessus de la première écluse du canal de Saint-Denis.	CANAL DE L'OURCQ, bassin de la Villette, à l'entrée du canal de l'ouvrée.	CANAL DE L'OURCQ, canal de ceinture à la bâche Saint-Laurent.	CANAL DE L'OURCQ, bassin Saint-Victor.
:ide carbonique	lit. 0,0737	»	»	»
.ide silicique	gr. 0,02	gr. 0,02	gr. 0,02	gr. 0,02
.rbonate de chaux	0,175	0,17	0,163	0,12
— de magnésie	0,02	0,017	0,0165	0,015
ılfate de chaux	0,153	0,151	0,147	0,132
— de magnésie	0,07	0,072	0,070	0,08
ılorures de magnésium et de sodium.	0,041	0,037	0,039	0,037
ıbstances organiques	Quantité sensib.	Quantité bien sensible.	Quantité très-marquée.	Maximum.
	0,479	0,467	0,4565	0,404

Pour résumer les recherches principales sur les eaux de Paris, nous allons réunir dans trois tableaux les résultats obtenus par les auteurs qui se sont successivement occupés de l'ensemble de la question.

EAUX ANALYSÉES, EN 18

SUBSTANCES CONTENUES dans les eaux.	EAU de Belleville et de Ménilmontant, au regard de Saint-Maur.	EAU des Prés-Saint-Gervais, fontaine du Ponceau, à Paris.	EAU de la Beuvronne, fontaine du Ponceau, à Paris.	EAU de la Bièvre, avant son entrée dans Paris.	EAU de la Beuvronne.	EAU d'Arcueil,
	lit.	lit.	lit.	lit.	lit.	lit
Air atmosphérique..	0,024	0,0272	0,0253	0,0239	0,0228	0,
Acide carbonique *..	0,0197	0,0218	0,0155	0,0133	0,0216	0,
	gr.	gr.	gr.	gr.	gr.	gr.
Sulfate de chaux...	1,136	0,444	0,449	0,251	0,203	0,
Carbonate de chaux.	0,255	0,236	0,159	0,137	0,257	0,
Chlorure de sodium.	0,023	0,029	»	0,011	»	0,
Sels déliquescents..	0,235	0,443	0,126	0,109	0,085	0,
	1,649	1,152	0,734	0,508	0,545	0,

* Comme les eaux ont été conservées dans des bouteilles jusqu'à ce qu'elles fussent devenues lim

** Formé par les eaux de l'Ourcq, de la Beuvronne, de la Thérouenne, de la Collinance et

EAUX ANALYSÉES, EN 1827, PA

SUBSTANCES CONTENUES DANS LES EAUX.	EAU de la Marne, avant sa jonction avec la Seine.	EAU de la Seine, avant sa jonction avec la Marne.	EAU de la Seine, avant son entrée dans Paris,
			lit.
Acide carbonique..........................	»	»	0,051
Air atmosphérique..........................	»	»	»
	gr.	gr.	gr.
Acide silicique..........................	0,006	0,004	0,006
Carbonate de chaux..........................	0,105	0,119	0,108
— de magnésie..........................	0,009	»	0,008
Sulfate de chaux..........................	0,031	0,0385	0,032
— de magnésie..........................	0,0121	»	0,012
Chlorures de sodium et de calcium..........	»	0,017	»
— de magnésium..........................	0,017	Des traces.	0,015
Azotate de chaux..........................	»	Quantité indéterminée, mais constante.	»
— de magnésie..........................	»	»	»
Substances organiques..........................	Des traces.	Des traces.	Des trac
	0,1801	0,1785	0,182

IM. THÉNARD ET COLIN.

[illegible]	EAU du canal de l'Ourcq **.	EAU de la Collinance.	EAU de la Gergogne.	EAU de l'Ourcq.	EAU de la Seine sous Paris.	EAU de la Seine au-dessus de la Bièvre.
	lit.	lit.	lit.	lit.	lit.	lit.
27	0,0293	0,218	0,0231	0,0236	0,0242	0,0242
7	0,0242	0,081	0,0158	0,0112	0,0251	0,0251
	gr.	gr.	gr.	gr.	gr.	gr.
)	0,017	0,018	0,015	0,014	0,019	0,051
	0,199	0,192	0,180	0,157	0,129	0,099
	0,008	0,010	0,008	0,007	»	»
i	0,028	0,006	0,015	0,014	0,025	0,011
	0,252	0,226	0,218	0,192	0,173	0,161

ssible que cette circonstance eût influé sur les quantités d'air et d'acide carbonique.

'AUQUELIN ET BOUCHARDAT.

rive gauche, avant l'embouchure de la Bièvre.	EAU de la Seine, au point de réunion des deux bras qui entourent la Cité.	EAU de la Seine, au sortir de Paris, sur la rive gauche.	EAU du canal de l'Ourcq, au-dessus de la première écluse du canal Saint-Denis.	EAU du canal de l'Ourcq, bassin de la Villette, à l'entrée du canal d'ouvrée.	EAU du canal de l'Ourcq, canal de ceinture, à la bâche Saint-Laurent.	EAU du canal de l'Ourcq, bassin Saint-Victor.
tité aude.	» »	» »	lit. 0,737 Proportion minime.	» »	» »	» »
	gr.	gr.	gr.	gr.	gr.	gr.
4	0,004	0,006	0,02	0,02	0,02	2,02
8	0,101	0,108	0,175	0,17	0,163	0,12
	0,007	0,006	0,02	0,017	0,0165	0,015
91	0,031	0,030	0,153	0,151	0,147	0,132
	0,0084	0,010	0,07	0,072	0,070	0,08
8	»	»	»	»	»	»
aces.	0,0191	0,021	0,041	0,037	0,039	0,037
é indé-, mais nte.	»	»	»	»	»	»
	Quantité indéterminée, mais constante.	Quantité indéterminée, mais constante.	»	»	»	»
aces nsibles.	Quantité sensib.	Quantité bien sensible.	Quantité sensible.	Quantité bien sensible.	Quantité très-marquée.	Maximum.
91	0,1705	0,181	0,479	0,467	0,4565	0,404

SUBSTANCES contenues DANS LES EAUX.	EAU DE LA MARNE au pont de Charenton.	EAU DE LA SEINE au pont d'Ivry.	EAU DE LA SEINE au pont Notre-Dame.	EAU DE LA SEINE au Gros-Caillou.	EAU DE LA SEINE à Chaillot.	EAU d'Arcueil.	EAU de Belleville.	EAU des Prés-Saint-Gervais.	
	litr.	litr.	litr.	litr.	litr.	litr.			
Acide carbonique libre.	0,013	0,013	0,014	0,014	0,013	0,070	Quantité indéterminée.	Quantité indéterminée.	Q tit d mi
Air atmosphérique.....	Quantité indéterminée.	0,003	0,003	0,004	0,003	0,004			
	gr.	gr.	gr.	gr.	gr.	gr.	gr.	gr.	g
Bicarbonate de chaux...	0,301	0,132	0,174	0,229	0,230	0,158	0,400	0,032	0,
— de magnésie.....	0,120	0,060	0,062	0,075	0,076	0,060		0,012	0,
— de potasse.......	»	»	»	»	»	»	»	»	0,
Sulfate de chaux.......	0,022	0,020	0,039	0,040	0,040	0,138	1,100	0,430	
— de magnésie.....	0,018	0,010	0,017	0,027	0,030	0,072	0,520	0,100	
— de soude........									0,
— de potasse.......	»	»	»	»	»	»	»	»	
— de strontiane....	»	»	»	»	»	»	Traces.	Traces.	
Chlorure de calcium....									
— de sodium.......	0,020	0,010	0,025	0,032	0,032	0,081	0,400	0,600	
— de magnésium...									
— de potassium....	»	»	»	»	»	»	»	»	0,0
Sels de potasse........	»	Traces.	Traces.	Traces.	Traces.	Traces.	»	»	»
Azote alcalin..........	Traces.	Indices.	Indices.	Indices très-sensib.	Indices très-sensib.	Traces.	Traces.	Traces.	»
Acide silicique, alumine, oxyde de fer.........	0,030	0,008	0,014	0,023	0,024	0,018	0,100	0,020	0,0
Matière organique.....	Traces.	Traces.	Traces.	Traces.	Traces.	Traces.			Tra
	0,511	0,240	0,331	0,426	0,432	0,527	2,520	1,194	0,14

* Pour la détermination de ces gaz, vo

** L'odeur de la matière organique a

EAU de la rivière d'Ourcq.	EAU de la Collinance.	EAU du Clignon.	EAU de la Gergogne.	EAU de la Thérouenne.	EAU de la Roche-de-Crégy.	EAU du Rutel.	EAU de la Beuvronne.	EAU du Mory.	EAU de l'Arneuse.	EAU du canal de l'Ourcq.
Quantité indéterminée.	Quantité indéterminée.	Quantité indéterminée.	Quantité indéterminée.	Quantité indéterminée.	Quantité indéterminée.	Quantité indéterminée.	Quantité indéterminée.	Quantité indéterminée.	Quantité indéterminée.	Quantité indéterminée.
gr.	gr.	gr.	gr.	gr.	gr.	gr.	gr.	gr.	gr.	gr.
0,107	0,193	0,247	0,221	0,380	0,816	0,416	0,142 0,100	0,210 0,105	0,258	0,158 0,075
»	»	»	»	»	»	»	»	»	»	»
0,082	0,060	0,014	0,011	0,061	1,470	0,050	0,071	0,055	0,020	0,080
0,051	0,230	0,060	0,060	0,041	0,175	0,310	0,180	0,102	0,036	0,095
»	»	»	»	»	»	»	»	»	»	»
»	»	»	»	»	Traces.	»	»	»	»	»
0,014	0,100	0,010	0,020	0,059	0,110	0,120	0,105	0,135	0,014	0,113
»	»	»	»	»	»	»	»	»	»	»
»	»	»	»	»	»	»	»	»	»	»
Traces.	Traces.	»	Indices.	»	Indices.	Traces très-sensib.	Traces.	Traces.	Traces.	Traces.
0,027	0,050	0,009	0,010	0,031	0,024	0,060	0,063	0,050	0,044	0,069
Indices.	Indices.	Indices très-sensib.	Indices très-sensib.	Traces.	Traces.	Traces.	Traces.	Quantité notable.	Quantité notable **.	Quantité notable.
0,281	0,633	0,370	0,322	0,572	2,595	0,956	0,661	0,657	0,372	0,590

… de M. Payen, page 46.
… de l'Arneuse était des plus fétides.

A la suite des analyses des eaux potables de la ville de Paris nous transcrivons celles des eaux de deux puits. Nous devons la première, encore inédite, à l'obligeance de M. Lassaigne ; la seconde a été publiée par M. Maumené dans un travail dont nous aurons bientôt à nous occuper, sur les eaux de la ville de Reims.

1° *Eau d'un puits situé à Paris, rue Notre-Dame-de-Nazareth.*

Analysée en 1840, elle a donné à M. Lassaigne les résultats suivants :

	gr.
Chlorure de magnésium } Azotate de magnésie }	0,220
Sulfate de magnésie	0,420
Sulfate de chaux	1,560
Carbonate de chaux	0,400
	2,600

2° *Eau d'un puits de la rue Mézières (6e arrondissement, près l'église Saint-Sulpice)* (1).

Cette eau a été puisée le 26 septembre 1846 : sa température était de 11° 3; la pression barométrique, de 754^{mm},2.

Elle a offert, pour 1 litre, la composition suivante :

Gaz	Air azote	0,01945	46,79	82,60
	— oxygène	0,00410	9,85	17,40
	Acide carbonique	0,01802	43,36	»
		0,04157	100,00	100,00

(1) E. Maumené. *Mémoire sur les eaux de la ville et de l'arrondissement de Reims* (1850).

		gr.
Matières fixes....	Carbonate de chaux (1)................	0,2414
	Sulfate de potasse.....................	0,3274
	— de soude.....................	0,2438
	— de chaux.....................	0,8461
	Chlorure de calcium..................	0,3013
	Azotate de chaux.....................	0,4283
	Phosphate............................	?
	Acide silicique......................	0,0252
	Alumine..............................	0,0170
	Oxyde de fer.........................	0,0054
	Matière organique....................	0,0716
		2,5075

Ces sels retenaient, en outre, à 180°, $0^{gr},2178$ d'eau de cristallisation.

L'eau de ce puits a un goût âcre et amer : elle décompose fortement le savon, est absolument impropre à la cuisson des légumes ; caractères qu'offrent, d'ailleurs, comme on le sait, presque toutes les eaux de puits de Paris. Les résidus de l'évaporation conservés humides développent une forte odeur de sulfhydrate d'ammoniaque : ce qui est en rapport avec la présence simultanée des sulfates et d'une notable quantité de matière organique.

EAUX DE QUELQUES-UNS DES FORTS ET POSTES-CASERNES DES FORTIFICATIONS DE PARIS.

Nous terminons cet exposé des documents relatifs aux eaux de la ville de Paris, en réunissant sous ce titre les résultats de l'examen, fait par MM. Millon et Poggiale, professeurs au Val-de-Grâce, de diverses eaux qui étaient susceptibles d'être employées soit pour l'alimentation, soit pour les usages journaliers des troupes casernées. L'intendance militaire, à la demande de laquelle ces analyses ont été faites,

(1) La magnésie n'a pas été déterminée.

nous a autorisés à extraire une partie de ces documents de ses archives, et nous devons les autres à l'obligeance de M. Poggiale (1). On pourra, au reste, se convaincre, par les conclusions de quelques-uns de ces rapports, du soin que l'on a mis à rejeter toutes les eaux qui pouvaient sembler d'une qualité inférieure.

1° *Eaux du fort du mont Valérien.*

Outre quatre citernes, il existe, au fort du mont Valérien, un puits fournissant annuellement 3,000 mètres cubes d'eau.

L'eau de ce puits a été examinée par M. Poggiale en juin 1849. Cette eau est inodore, sans saveur appréciable, et n'est pas parfaitement limpide : elle donne un précipité très-abondant aux réactifs, décompose le savon en formant des grumeaux, est impropre à la cuisson des légumes ; elle contient pour 1 litre :

	gr.
Carbonate de chaux et de magnésie	0,52
Sulfate de chaux	1,03
— de magnésie	0,06
Chlorure de sodium	0,09
— de calcium et de magnésium	0,16
Acide silicique et oxyde de fer	0,04
Azotate alcalin	0,08
Matières organiques	Traces.
	1,98

Cette eau, par suite de sa composition, a dû être rejetée pour l'alimentation des troupes.

Celle d'une *source appartenant au sieur Foy*, et voisine du fort, pouvant être utilisée pour les besoins de la garnison,

(1) M. Millon étant en ce moment absent de Paris, nous n'avons pu lui demander les détails de ses analyses, et nous avons dû nous contenter de présenter les extraits contenus dans ses rapports à l'Intendance.

a été analysée par M. Poggiale en novembre 1849 ; elle est incolore, sans saveur, limpide, suffisamment aérée, et ne donne qu'un précipité peu abondant par le chlorure de barium, l'oxalate d'ammoniaque et l'azotate d'argent.

1,000 grammes de cette eau ont donné à l'analyse :

	gr.
Bicarbonate de chaux	0,14
Carbonate alcalin	0,01
Sulfate de chaux	0,35
Chlorure de magnésium	0,02
— de calcium	0,04
Acide silicique	0,01
Matières organiques	Traces.
Perte	0,01
	0,58

La quantité et la nature des sels, aussi bien que ses propriétés physiques, rendent cette eau parfaitement propre aux usages économiques.

2° *Eaux du fort de Noisy.*

Il existe, dans ce fort, 1° une citerne cubant 233,920 litres et recevant annuellement 483,840 litres d'eau.

L'eau de cette citerne est à peu près limpide, incolore, d'une odeur repoussante, surtout quand on l'agite pendant quelques instants. Elle contient peu d'air et d'acide carbonique, et 1,000 grammes de cette eau ont donné à M. Poggiale :

	gr.
Sulfate de chaux	0,098
— de magnésie	0,018
Chlorures de sodium, de calcium et de magnésium	0,047
Carbonates de chaux et de magnésie	0,097
Acide silicique et oxyde de fer	0,021
Azotate alcalin	0,015
Matières organiques et perte	0,013
	0,309

On voit que la quantité de matières salines que cette eau contient est peu considérable; mais l'odeur putride qu'elle exhale, et qui est due à l'altération des matières organiques, rendrait son usage dangereux.

2° L'eau de la source qui se trouve sous la poterne est trouble, a une odeur infecte, et renferme $0^{gr},923$ de matières salines par litre.

Cette eau, comme la précédente, a paru impropre aux usages domestiques, et a dû être rejetée.

3° *Eau du puits artésien du fort de Vincennes.*

L'eau a les qualités extérieures d'une eau potable; elle forme d'abondants grumeaux dans l'eau de savon ; elle cuit néanmoins les légumes, et les amène sensiblement au même degré de ramollissement que l'eau d'Arcueil.

Les réactifs y décèlent :

Sulfate de chaux....................................	gr. 0,5
Bicarbonate de chaux....................................	
— de magnésie....................................	
Un peu de chlorure des mêmes bases....................................	
Quelques traces d'ammoniaque combinées sans doute avec l'acide carbonique....................................	
Des traces de matières organiques....................................	

La quantité de ces résidus classe cette eau à côté de l'eau d'Arcueil, dont 1 litre a donné, à plusieurs reprises, à M. Millon :

gr.
0,645
0,489
0,490

La composition de cette eau n'a rien qui puisse la faire rejeter comme eau potable; mais, comme eau industrielle, elle serait très-inférieure.

4° *Eau du fort de Rosny.*

Il y existe une citerne de la capacité de 329,000 litres, et recevant annuellement 554,000 litres d'eau pluviale.

L'analyse de l'eau a été faite par M. Poggiale, et présentée dans un rapport du 10 février 1849.

L'eau offre tous les caractères des eaux de bonne qualité; elle est suffisamment aérée, et ne donne qu'un précipité peu abondant avec l'azotate d'argent, les sels de baryte, l'oxalate d'ammoniaque et le phosphate d'ammoniaque.

1,000 grammes ont donné le résidu suivant :

		litr.
Gaz	Air atmosphérique	0,021
	Acide carbonique	0,018
		0,039
		gr.
Matières fixes	Carbonate de chaux	0,171
	Sulfate de chaux	0,103
	Chlorure de sodium	0,030
	— de calcium et de magnésium	0,070
	Acide silicique	0,060
	Azotate alcalin	Traces.
	Matières organiques	Traces.
		0,434

5° *Eau du puits du poste-caserne n° 1, à Bercy.*

Examinée par M. Millon en mai 1847. Cette eau est de qualité médiocre pour cuire les légumes, qu'elle rend néanmoins très-mangeables; mais rien ne contre-indique son usage comme boisson. La proportion des sels ne dépasse guère un demi-gramme par litre ; ils consistent en sulfates, chlorures, bicarbonate et azotate de chaux, sans traces d'ammoniaque; c'est une composition qui rappelle celle de l'eau d'Arcueil.

6° *Eau du puits du poste-caserne n° 2, à Charonne.*

Examinée par M. Millon en mai 1847. La proportion des sels y est de 1gr,899 par litre, consistant principalement en sulfate de chaux, bicarbonate, chlorure et azotate de la même base, et traces d'ammoniaque. Cette eau a été rejetée pour alimentation.

7° *Eau du puits du poste-caserne n° 4, à la Chapelle.*

Cette eau est incolore, inodore, sans saveur appréciable; elle donne aux réactifs un précipité abondant, et est impropre au blanchiment et à la cuisson des légumes. L'analyse, faite par M. Poggiale en février 1849, a donné pour 1,000 grammes.

		litr.
Gaz	Air atmosphérique	0,015
	Acide carbonique	0,014
		0,029

		gr.
Matières fixes	Carbonate de chaux	1,350
	— de magnésie	0,023
	Sulfate de chaux	0,241
	— de magnésie	0,041
	Chlorure de sodium	0,070
	— de magnésium et de calcium	0,123
	Acide silicique et oxyde de fer	0,060
	Azotate alcalin	Traces.
	Matières organiques	Traces.
		1,908

Cette eau a été jugée impropre à l'alimentation comme trop chargée de sels.

8° *Eau du puits du poste-caserne n° 5, entre Batignolles et Clichy.*

Cette eau, examinée par M. Millon en octobre 1847, a

donné par litre un résidu de 3 grammes très-chargé de sulfate de chaux.

Elle est donc très-impure et tout à fait impropre au service.

9° *Eau du puits du poste-caserne n° 6, situé entre les Ternes et Neuilly, sur l'avenue de la Porte-Maillot.*

Analysée par M. Poggiale. Cette eau est limpide, incolore et sans saveur appréciable ; elle précipite abondamment par les réactifs.

1,000 grammes ont donné à l'analyse :

		lit.
Gaz	Air atmosphérique	0,019
	Acide carbonique	0,016
		0,035
		gr.
Matières fixes	Carbonate de chaux	0,33
	Sulfate de chaux	0,32
	Chlorure de magnésium	0,30
	— de sodium et de calcium	0,42
	Acide silicique	0,02
	Azotate alcalin	0,03
	Matières organiques	Traces.
	Perte	0,01
		1,43

On voit que l'eau de ce puits contient une quantité considérable de matières salines et notamment de sels calcaires. Elle a été considérée, par l'intendance militaire, et sur le rapport de M. Poggiale, comme impropre aux usages domestiques, et a été rejetée pour l'alimentation de la troupe.

10° *Eau du puits de la caserne Marbeuf, rue Marbeuf.*

Analysée par M. Poggiale en février 1849, cette eau a fourni par litre :

		lit.
Gaz	Air	0,019
	Acide carbonique	0,018
		0,037

		gr.
Matières fixes	Carbonate de chaux	0,09
	Sulfate de chaux	0,46
	Chlorures de calcium et de magnésium	0,39
	— de sodium	0,07
	Azotate alcalin	Traces.
	Sulfate de magnésie	0,10
	Acide silicique, alumine, oxyde de fer	0,06
	Matière organique azotée	Traces.
		1,17

Cette eau a été rejetée comme contenant une quantité trop considérable de sels calcaires et de chlorures.

11° *Eau du puits de la manutention militaire, au quai de Billy.*

Cette eau de puits sert à la fabrication du pain de munition destiné à l'alimentation de la garnison entière de Paris ; sa composition offre donc une certaine importance.

Analysée, en 1848, par M. Poggiale, elle a donné les résultats suivants :

	gr.
Sulfate de chaux	0,937
Carbonates de chaux et de magnésie	0,206
Chlorure de sodium	0,013
— de calcium et de magnésium	0,093
Azotate alcalin	Traces.
Matières organiques	Traces.
	1,249

L'auteur de l'analyse concluait que cette eau, contenant une quantité considérable de sels calcaires et particulièrement de sulfate de chaux, devait être rejetée pour la fabrication du pain de munition, le voisinage de la Seine rendant, d'ailleurs, facile et peu coûteux de se procurer, pour cet usage, une eau d'excellente qualité.

M. Payen, au nom d'une commission spéciale nommée par le ministre de la guerre, fut aussi chargé de déterminer la composition de cette eau et de donner un avis sur son emploi dans la fabrication du pain ; voici les résultats de l'analyse qu'il en a faite avec M. Poinsot :

	gr.
Sulfate de chaux	0,846
Carbonates de chaux et de magnésie	0,056
Chlorures alcalins	0,095
Azotate de magnésie	0,252
Acide silicique et matières organiques	Traces.
	1,249

Le rapporteur, considérant la qualité séléniteuse de l'eau analysée, admit que cette eau, comme en général celle des puits de Paris, employée, sous forme liquide, pour la boisson et divers usages économiques, pourrait avoir des inconvénients réels et que l'eau de la Seine serait préférable pour la confection de la pâte ; toutefois, tenant compte aussi des faits nombreux qu'il avait recueillis sur l'emploi d'eaux de puits plus chargées encore de sulfate calcaire dans la fabrication des plus beaux pains blancs de Paris et de plusieurs grandes villes, il a pensé que l'eau en question ne pouvait être considérée ni comme un obstacle à la panification, ni comme insalubre dans cet aliment solide, puisqu'elle n'introduirait que $0^{gr},25$ de sulfate de chaux dans une ration de 750 grammes.

Ces conclusions furent adoptées par la commission composée de membres de l'Institut, d'un intendant et d'un sous-intendant militaires, d'officiers du génie et de syndics de la boulangerie de Paris.

12° *Eau du puits de l'école militaire.*

MM. Payen et Poinsot, qui l'ont analysée, y ont trouvé pour 1 litre :

	gr.
Sulfate de chaux	1,3521
Sulfate de magnésie	0,5514
Carbonate de chaux	0,0898
Chlorure de magnésium	0,0598
Chlorure de sodium	0,0944
Acide silicique	Traces.
Matières organiques	Traces.
	2,1475

Cette eau, employée pour abreuver les chevaux, a été jugée trop séléniteuse pour servir à l'usage des hommes.

13° *Eau du puits de la caserne de gendarmerie, à Passy.*

Analysée par MM. Payen et Poinsot, cette eau a donné pour 1 litre :

	gr.
Sulfate de chaux	1,620
Carbonate de chaux	0,040
Chlorures et sulfates solubles	0,200
Acide silicique	Traces.
Matières organiques	Traces.
	1,860

Les hommes qui employaient aux usages alimentaires cette eau de puits s'en sont plaints, et, conformément à l'avis de M. Payen, le conseil de salubrité a décidé qu'il convenait d'y substituer de l'eau de Seine.

DES EAUX DOUCES

CONSIDÉRÉES SOUS LE RAPPORT ZOOTECHNIQUE,

PAR M. MILNE-EDWARDS.

Les eaux douces, comme chacun le sait, sont habitées par une multitude d'animaux qui constituent pour nous une nourriture saine et agréable. Elles intéressent donc l'agronome et l'économiste par leurs produits zoologiques aussi bien que par le rôle important qu'elles remplissent dans les phénomènes de la végétation, ou par l'influence qu'elles exercent sur la santé de l'homme. Dans un grand nombre de localités, elles fournissent des ressources alimentaires très-considérables ; ailleurs, au contraire, le revenu qu'elles donnent ainsi est presque nul, et l'expérience nous apprend qu'il est en notre pouvoir d'augmenter beaucoup cette source de richesse publique par les efforts d'une industrie bien entendue, de même que nous la tarissons trop souvent par notre persévérante incurie.

Un traité de pisciculture, même le plus abrégé, serait déplacé dans cet annuaire, mais il nous a semblé que, dans un ouvrage périodique consacré à l'histoire des eaux considérées dans leurs rapports avec l'industrie, l'agriculture et la médecine, il convenait d'appeler l'attention sur les progrès récents de cet art, et sur les expériences ou les observations dont les résultats seraient de nature à jeter de nouvelles lumières sur les questions qui s'y rattachent.

Soit que l'on veuille introduire dans les eaux d'une localité une espèce ichthyologique nouvelle, soit que l'on cherche seulement à favoriser la multiplication des poissons qui s'y trouvent déjà, il faut avant tout s'appliquer à y introduire, d'une manière quelconque, du frai en quantité considérable, et à protéger les jeunes individus ainsi obtenus contre les causes de destruction dont ils sont d'ordinaire menacés. Or, pour remplir ces deux conditions, la physiologie nous fournit des moyens dont il est facile de tirer profit, car ces procédés nous permettent d'obtenir à volonté des œufs qui sont susceptibles d'éclore et qui peuvent être aisément transportés au loin. On peut établir ainsi une sorte de fabrique de poissons, et en verser les produits dans les étangs ou les cours d'eau où les circonstances favorables au développement des jeunes se trouvent réunies.

Le premier de ces résultats peut, en général, être obtenu au moyen de la *fécondation artificielle.*

On sait, par les travaux de Spallanzani et par les recherches expérimentales de MM. Prévost et Dumas, que toute fécondation est le résultat de l'action exercée sur l'œuf à l'état de maturité par les spermatozoïdes vivants dont est chargée la liqueur séminale; que cette action a lieu par le contact direct de ces deux éléments reproducteurs, et que la puissance physiologique de ces mêmes agents peut se conserver pendant un temps plus ou moins long après qu'ils ont été soustraits à l'influence des organismes vivants dans le sein desquels ils avaient été élaborés.

Pour un grand nombre d'animaux inférieurs, le rôle des parents, dans le travail de la procréation, ne consiste que dans la formation et l'émission de ces deux éléments génésiques; l'œuf n'est fécondé qu'après la ponte, et sa rencontre avec le spermatozoïde, dont le contact est nécessaire à sa viabilité, n'a lieu que par le concours de causes extérieures indépendantes de l'action des parents: les courants qui peuvent s'établir dans l'eau où cette semence a été déposée, par exemple. L'expérimentateur peut donc déterminer à volonté ce phénomène physiologique par le mélange mécanique des œufs et de la liqueur séminale de ces animaux, et le même résultat s'obtient aussi en fécondant artificiellement les œufs produits par des animaux dont la multiplication n'est pas abandonnée de la sorte au hasard par la nature, et se trouve assurée par l'union des individus procréateurs.

Les poissons appartiennent, pour la plupart, à cette catégorie d'animaux dont les œufs ne sont fécondés par le mâle que plus ou moins longtemps après leur émission, et sans que ce dernier ait avec la femelle aucune relation intime.

Aussi, pour déterminer le développement de l'embryon dans l'intérieur de ces œufs encore stériles, le physiologiste n'a-t-il qu'à imiter, dans ses expériences de laboratoire, ce qui se passe normalement dans la nature, c'est-à-dire les mettre en contact avec de l'eau chargée de laitance; la fécondation s'en opère aussitôt, et, pour se procurer cette laitance ainsi que les œufs à féconder, il suffit de presser légèrement l'abdomen des mâles et des femelles dont les produits sont mûrs et dont la vie n'est pas mise en danger par cette opération; ou bien encore d'ouvrir le corps d'individus récemment morts, car ces œufs et cette laite conservent leur vitalité pendant un temps assez long après que la vie a cessé dans les êtres qui les ont produits, et on peut même faire naître ainsi de deux cadavres une génération nombreuse et forte.

Mais, jusqu'en ces derniers temps, tous ces faits, connus des naturalistes depuis un siècle, semblent avoir passé inaperçus de nos agronomes, et ce ne fut qu'à la suite de la lecture d'un mémoire fait à l'Académie des sciences, en 1848, par M. de Quatrefages, que l'attention publique fut enfin éveillée sur les avantages que l'on peut espérer de l'application de ces résultats physiologiques à la pisciculture. On apprit alors que la question soulevée par le naturaliste que nous venons de citer était même résolue par la pratique, et que deux pêcheurs du département des Vosges, MM. Gehin et Remy, avaient employé avec succès le procédé de la fécondation artificielle pour multiplier la truite dans la Moselotte et d'autres cours d'eau dans le voisinage de Remiremont.

Les résultats obtenus par ces pêcheurs industrieux ont été fort satisfaisants, et ont valu à leurs auteurs des récompenses de la part du ministre de l'agriculture et du commerce, du conseil général du département des Vosges et de la Société d'émulation d'Épinal. Mais ce n'est pas seulement sur leurs expériences que nous nous fondons pour engager les agriculteurs à faire usage de moyens analogues pour augmenter les ressources alimentaires fournies par nos eaux douces. Le procédé de la fécondation artificielle a été pratiqué en Angleterre sur une très-grande échelle par M. Boecius, et paraît y avoir parfaitement réussi.

C'est principalement la truite que l'on s'est appliqué à multiplier de la sorte. La reproduction de ce poisson a lieu en novembre ou au commencement de décembre, et, pour se procurer les œufs destinés à être fécondés artificiellement, il suffit de presser légèrement d'avant en arrière l'abdomen d'une femelle prête à pondre; les œufs qui en tombent doivent être reçus dans un vase contenant de l'eau, et ensuite arrosés avec de la laite obtenue de la même manière et également délayée dans de l'eau. Si ces produits ne sont pas arrivés à terme au moment où l'on commence l'opération, ils ne s'écoulent que sous l'influence d'une pression forte, et il faut alors laisser le poisson dans une réserve pendant quelques jours avant de déterminer cette espèce d'accouchement forcé, car ni les œufs ni la laite ne pourraient être employés utilement dans un état d'immaturité, et la vie des poissons procréateurs serait mise en danger par des manœuvres violentes. Au contact de l'eau spermatisée, les œufs changent de teinte; avant la fécondation, ils sont transparents et jaunâtres; aussitôt fécondés, ils deviennent blanchâtres ou plutôt opalins. Une truite âgée de 2 ans seulement, et pesant à peu près 125 grammes, peut fournir environ 600 œufs; et une truite de 3 ans, 700 à 800. Il est aussi à noter que la laitance d'un mâle suffit pour féconder les œufs fournis par une demi-douzaine de femelles ou même davantage.

MM. Gehin et Remy placent les œufs ainsi fécondés sur une couche de gravier, dans des boîtes en fer-blanc criblées de trous; ces boîtes ont environ 15 centimètres de diamètre sur 8 de profondeur, et peuvent contenir chacune environ un millier d'œufs. On les place dans quelque petit ruisseau dont les eaux sont vives et claires, mais peu profondes; on les y enterre un peu, et on dispose les choses de façon que le courant puisse opérer un renouvellement rapide dans l'eau dont les œufs sont baignés, car l'agitation du liquide est nécessaire, non-seulement pour assurer la respiration des embryons, mais aussi pour empêcher le développement de conferves qui ne tarderaient pas à envahir les œufs si l'eau était stagnante, et détermineraient la mort du frai.

En Angleterre, on préfère l'usage de caisses en bois, de dimensions plus considérables, que l'on étage de façon à y faire arriver de petites chutes d'eau. Et, du reste, dans les lieux où aucun danger ne serait à redouter pour les œufs, il ne serait pas nécessaire de les renfermer; il suffirait de les loger dans de petites excavations pratiquées dans le lit même des ruisseaux et garnies de gravier. Le développement de ces embryons dure environ quatre mois, et c'est, en général, vers la fin de mars ou en avril que l'éclosion a lieu; pendant six semaines encore les truites nouvellement nées portent sous l'abdomen la vésicule ombilicale ou vitelline qui renferme les restes de la matière nutritive, analogue au jaune de l'œuf des oiseaux, et c'est d'abord aux dépens de cette substance que le frai se nourrit : mais, lorsque l'absorption s'en est effectuée, le petit poisson a besoin d'autres aliments, et il faut alors le faire sortir de la boîte qui lui a servi de berceau, et le laisser vaguer librement dans le ruisseau ou l'étang que l'on veut peupler. Enfin, pour procurer à ces petits animaux une nourriture abondante et appropriée à leurs besoins, il suffit de laisser ou d'introduire quelques grenouilles dans les eaux où ils se tiennent, car le frai de ces batraciens est un aliment qu'ils recherchent avec avidité, et les têtards constituent aussi une excellente pâture pour les truites plus avancées en âge.

Lorsque les petites truites que l'on élève de la sorte sont destinées à servir de suite à l'empoissonnement d'une rivière, il faut les placer dans les ruisseaux tributaires de celle-ci, et choisir les cours d'eau qui bouillonnent sur un fond de cailloux ou de rocher.

A mesure que ces poissons grandissent, ils descendent spontanément vers les eaux plus profondes, et n'y arrivent que lorsqu'ils sont déjà assez agiles pour avoir des chances de se soustraire aux ennemis qu'ils y rencontrent; tandis que, si on les plaçait directement au milieu d'autres poissons voraces, il n'y en aurait que peu qui échapperaient à la mort. Lorsque c'est dans des étangs ou des viviers qu'on veut les élever, il faut aussi avoir la précaution de séparer complétement les produits de chaque année, car les grosses truites dévorent les petites, et, pour éviter cette cause de destruction, il faut que tous les individus réunis dans une même enceinte aient le même âge. Pour établir d'une manière régulière ce genre d'industrie, il faudrait, par conséquent, avoir au moins trois étangs, et en faire la pêche alternativement trois ans après leur empoissonnement respectif, puis verser de nouveaux produits dans le vivier ainsi épuisé.

Le procédé d'empoissonnement dont il vient d'être question serait également applicable à l'élève des saumons, et il y a tout lieu de croire qu'en l'employant avec quelque persévérance on rendrait à nos rivières de la Bretagne les richesses ichthyologiques qui tendent à en disparaître. Il est même probable qu'on arriverait à acclimater le saumon dans des fleuves qui jusqu'ici n'ont été que peu ou point fréquentés par ce poisson, le Rhône, par exemple.

Effectivement, il est facile de se procurer des saumons vivants dont l'abdomen est rempli soit d'œufs, soit de laitance, et, lors même que ces individus reproducteurs viendraient à mourir avant qu'on les eût employés, la fécondation et le développement de leurs œufs pourraient encore s'effectuer.

Le transport des œufs ne présenterait aucune difficulté sérieuse, et, en les plaçant dans des ruisseaux convenablement choisis, les jeunes saumons se développeraient comme dans les lieux que leurs parents auraient choisis pour y frayer; ils émigreraient comme d'ordinaire vers la mer, et lorsque, après avoir grandi dans les profondeurs de l'Océan, ils éprouveraient le besoin de frayer à leur tour, ils ne manqueraient pas de revenir en grand nombre vers le fleuve dont ils étaient sortis, et en remonteraient le cours afin d'y chercher un lieu convenable pour le développement de leur progéniture. On sait, en effet, par des expériences déjà anciennes faites en Bretagne par Deslandes, et par des observations du même genre, répétées de nos jours en Écosse par le duc d'Athol, sir W. Jardine, M. Baigrie, M. Haysham et M. Young, le directeur des pêcheries du duc de Sutherland, à Invershin, que, guidé par un singulier instinct, comparable à celui des hirondelles voyageuses, le saumon, après avoir émigré au loin dans la mer, revient d'ordinaire dans les eaux où il est né, et que les individus d'une même race se perpétuent de la sorte dans certains fleuves sans se mêler à la population des eaux étrangères. Il me semble, par conséquent, indubitable que, dans l'espace d'un petit nombre d'années, il serait possible, non-seulement de multiplier beaucoup les saumons dans toutes les rivières où ils s'engagent naturellement, mais aussi d'introduire et d'acclimater ces grands et précieux poissons dans plusieurs de nos cours d'eau qui, jusqu'ici, en ont été privés.

Jusqu'ici on n'a tenté que peu d'expériences sur la fécondation artificielle des œufs d'autres poissons, et il serait à désirer que l'on en fît; car, en choisissant convenablement les circonstances, on parviendrait probablement à généraliser les résultats déjà obtenus pour plusieurs espèces de la famille des salmonés, et à se procurer à volonté du frai de la plupart des poissons d'eau douce et même des poissons de mer que les naturalistes savent pouvoir être élevés dans ces eaux.

La plie ou carrelet et le flet, par exemple, ont prospéré dans des étangs non salés et frayent en février ou mars. Il serait difficile de s'en procurer en nombre suffisant pour en peupler nos grandes pièces d'eau, et le transport de ces animaux à l'état vivant présenterait des difficultés plus grandes encore; mais il est probable qu'en opérant dans un transport de mer on parviendrait à en féconder artificiellement les œufs et à produire ainsi en abondance du frai qu'il serait aisé de porter au loin dans l'intérieur des terres.

Nous engagerons donc les physiologistes et les agriculteurs à varier les essais de ce genre, et, pour faciliter leurs expériences, nous indiquerons ici la saison du frai de quelques-unes des espèces les plus importantes à multiplier.

La carpe est prête à pondre vers la fin de mai ou le commencement de juin, et dépose ses œufs au milieu des herbes aquatiques; la gibèle, qui est très-voisine de la carpe et se trouve en abondance aux environs de Paris, fraye un peu plus tôt, à la fin d'avril ou au commencement de mai; la brème fraye en mai, la tanche en juin; la perche, fin d'avril ou au commencement de mai; le brochet en mars ou avril, et l'alose en juin ou juillet.

Pour se procurer en abondance du frai d'anguilles, on n'a même pas besoin d'avoir recours à des moyens aussi compliqués; rien n'est plus facile à obtenir vers l'embouchure de la plupart de nos rivières, où ces poissons nouvellement éclos s'engagent chaque printemps par légions innombrables, et sont connus des pêcheurs sous le nom de *montée*. Or des expériences faites dernièrement par M. Coste, professeur au collége de France, prouvent que ce frai peut être transporté à de grandes distances dans des vases remplis d'herbe mouillée, et que pour les nourrir il suffit de leur jeter des débris provenant de la boucherie ou des abattoirs. Les anguilles, comme on le sait, se plaisent dans les endroits vaseux, et il serait facile d'en élever en nombre fort considérable dans nos canaux.

D'après tous ces faits, il paraît évident qu'avec de la persévérance on pourrait, à peu de frais, améliorer beaucoup la faune ichthyologique de la France, et obtenir ainsi, de la portion de notre territoire qui est recouverte par les eaux, un revenu beaucoup plus considérable que celui qu'on en tire aujourd'hui. Ce serait pour le pays tout entier un accroissement de richesses, et des essais de ce genre me paraissent d'autant plus importants à faire, que plusieurs circonstances tendent à diminuer journellement les ressources alimentaires que nous procure la pêche fluviatile.

La rareté croissante du poisson, dans un grand nombre de nos rivières, ne dépend pas seulement de la manière dont la pêche y a été pratiquée; elle tient aussi à d'autres circonstances, parmi lesquelles on doit ranger l'extension de notre industrie manufacturière. Ainsi les barrages, que l'on établit en si grand nombre pour le service des moteurs hydrauliques, sont autant d'obstacles à la reproduction des poissons divers qui ont besoin de remonter les cours d'eau jusqu'aux sources pour y trouver des lieux propres à recevoir leur frai, et, les individus procréateurs arrivant en moindre nombre dans les petits ruisseaux, la population ichthyologique de la rivière en souffre, car les œufs ne se trouvent plus dans les conditions favorables au développement des jeunes, et les moyens de recrutement de toute la faune s'en amoindrissent avec rapidité. Il est donc urgent de contre-balancer ces effets en pourvoyant à la multiplication par des moyens artificiels, et les résultats déjà obtenus de la sorte doivent encourager les agriculteurs à mettre en pratique les procédés sur lesquels nous venons d'appeler leur attention.

DES MOYENS ARTIFICIELS

DE REPEUPLER LES COURS D'EAU,

PAR M. COSTE.

Nos lecteurs nous sauront gré de reproduire, à la suite du mémoire précédent, l'extrait d'un travail de M. Coste sur les moyens de reproduire artificiellement l'*anguille* dans les eaux courantes ou stagnantes. Ce travail offre, en partie, le résumé des recherches sur la pisciculture que ce savant a entreprises depuis longtemps au collége de France, recherches qu'il poursuit encore, et pour lesquelles il s'est rendu récemment à l'embouchure de la Loire.

« Parmi les espèces qui ont particulièrement fixé mon attention, dit M. Coste, les anguilles sont au nombre de celles sur lesquelles j'ai pu expérimenter de la manière la plus décisive. J'ai été conduit à en faire le sujet de mes recherches par plusieurs motifs : d'abord, parce que, leur mode de génération étant presque complétement inconnu, elles pouvaient, sous ce rapport, fournir matière à d'importantes découvertes; ensuite, parce que leur chair est non-seulement agréable au goût, mais encore constitue un aliment favorable à la santé des hommes, comme le prouve l'exemple des populations qui habitent la lagune de Commachio.

« Ces populations, exclusivement occupées de la pêche ou de la salaison des anguilles, dont on fait un grand commerce à cause des récoltes abondantes fournies par la lagune, n'ont, pour ainsi dire, pas d'autre nourriture; et cependant les individus soumis à ce régime sont très-robustes, et poussent aussi loin leur carrière que leurs voisins qui habitent un pays où l'on ne mange que de la viande. Il y a plus, si parmi ces derniers il se trouve des jeunes gens d'une constitution débile et menacée de consomption, on les envoie se rétablir dans ces marécages, en partageant la table et les travaux des pêcheurs.

« Il est donc à désirer qu'on puisse élever ces poissons en assez grande abondance pour qu'ils deviennent un des moyens principaux de l'alimentation des peuples; mais, pour atteindre ce but, il faut deux conditions préalables : se procurer du frai autant qu'on en voudra, et découvrir les circonstances qui doivent en assurer le rapide développement. Voyons si la science est en mesure de résoudre ce double problème.

« Tous les ans, vers les mois de mars et d'avril, il se manifeste, à l'embouchure de tous les fleuves et de toutes les rivières, à l'entrée de la nuit, le plus étrange et le plus curieux phénomène qu'il soit possible d'observer.

« Des myriades d'animalcules filiformes, diaphanes, de 6 à 7 centimètres de long, s'élèvent, par masses compactes, à la surface des eaux, dont ils remontent le cours, quand ils échappent aux causes de destruction qu'ils rencontrent sur leur passage. Dans certaines contrées, les populations riveraines, attirées par le spectacle de ces apparitions nocturnes et par l'espoir d'une récolte abondante, accourent armées de longues perches au bout desquelles sont emmanchés des tamis, pour se livrer au plaisir d'une pêche aux flambeaux. On plonge les tamis dans l'eau, et, après les avoir promenés quelques instants au-dessous de la surface pour recueillir tout ce qui surnage, on les retire chargés d'une espèce de glaire vivante, qu'on verse dans des barriques où on l'entasse.

« Cette matière, quand on l'examine de près, se montre exclusivement formée par les animalcules filiformes dont je viens de parler, et ces animalcules ne sont autre chose que de très-jeunes anguilles, quittant le lieu de leur naissance pour aller se disperser dans les canaux, les lacs, les étangs, les ruisseaux qui communiquent avec le fleuve dont elles remontent le cours.

« C'est à ces migrations périodiques, qui durent pendant deux mois environ, qu'on a donné le nom de *montée.*

« Ainsi donc, la montée, quoique soumise aux déplorables causes de destruction qu'une législation imprévoyante n'a point encore songé à réprimer, est assez abondante pour qu'on puisse en peupler toutes les eaux de la terre, puisque c'est par tonneaux qu'on la recueille. Elle pourra, par conséquent, devenir une source inépuisable d'alimentation, si, transportée dans des bassins préparés pour la recevoir, chacun des individus qui la composent y passe rapidement à l'état adulte.

« Préoccupé de cette pensée, j'ai fait prendre une certaine quantité de montée à l'embouchure de l'Orne, aux environs de Caen. Cette montée, transportée à sec par la diligence, est arrivée vivante au collége de France, y a été déposée dans des cuves en bois construites pour ces expériences. Les jeunes anguilles dont elle était formée avaient chacune alors de 6 à 7 centimètres de long et 1 centimètre de circonférence dans le point le plus gros de leur corps.

« Examinées après six ou sept mois de séjour dans ces cuves, elles avaient 12 centimètres de long, 2 centimètres et 2 millimètres de circonférence.

« A l'âge de 18 mois, elles avaient 22 centimètres de long, 4 centimètres et 8 millimètres de circonférence.

« A l'âge de 28 mois, elles avaient 33 centimètres de long et 7 centimètres de circonférence.

« Ainsi donc, quoique séquestrées dans des bassins très-peu spacieux et mal nourries, les anguilles n'en ont pas moins grandi au point de gagner en moyenne, tous les neuf mois, 8 à 10 centimètres de long et 2 centimètres 1/2 de circonférence; en sorte que, si l'on suppose qu'elles continuent à grandir dans les mêmes proportions jusqu'au moment de leur complet accroissement, on arrive à cette conséquence que, vers la cinquième ou la sixième année, elles doivent avoir près d'un mètre de long et 16 ou 18 centimètres de circonférence, c'est-à-dire un poids de 3 livres, ce qui leur donne aujourd'hui, sur le marché de Paris, une valeur de 6 à 8 francs au moins.

« Ce que le raisonnement indique, l'expérience le démontre. Une anguille, séquestrée dans une mare du château d'Osmont, dans le département de l'Orne, avait acquis, vers l'âge de 3 ans 1/2, 46 centimètres de longueur et 12 centimètres de circonférence. Une autre anguille, élevée dans un des bassins des haras de Meudon, pesait déjà 4 livres quand elle entra dans sa septième année.

« Or, puisque les anguilles acquièrent en un temps assez court un si grand accroissement, il s'ensuit qu'elles sont, de tous les poissons, ceux dont l'exploitation doit produire les bénéfices les plus considérables; car, de tous les poissons aussi, elles sont ceux qu'on peut élever en plus grand nombre dans le moindre espace et dans la moindre quantité d'eau. On peut aussi, en mettant à profit la connaissance des habitudes d'émigration auxquelles l'exercice de la fonction génératrice les oblige, les récolter facilement quand elles sont parvenues à l'âge adulte, comme je le dirai plus loin en parlant des pêches de la lagune de Commachio. »

TRANSPORT DE LA MONTÉE.

« Pour transporter la montée de l'embouchure des fleuves où on la recueille jusqu'aux réservoirs où je voulais la déposer, je me suis servi de paniers en osier très-plats et très-larges, à mailles assez étroites pour empêcher les jeunes anguilles de passer, pas assez serrées pour être un obstacle à l'entrée et au renouvellement de l'air. J'ai fait remplir ces paniers d'herbes aquatiques mêlées à de la paille mouillée, puis on y a versé une certaine quantité de montée, et les jeunes anguilles, s'étant glissées entre les brins d'herbe et la paille, se sont réparties dans les interstices, de manière à éviter une trop grande pression à laquelle on les expose quand on les entasse.

« Il ne faut pas, en effet, que la montée forme, au fond de chaque panier, une couche de plus de 4 ou 5 centimètres; car autrement celle du fond périt promptement sous le poids de celle qui se trouve à la surface. Cependant cette nécessité de la répartir par couches si peu épaisses n'oblige pas, comme on pourrait le croire au premier abord, à multiplier à l'infini le nombre de paniers destinés au transport. L'expérience m'a appris que, sur un châssis de 60 centimètres carrés, une couche de montée aussi mince que celle dont je viens de parler renfermait plus de 5,000 anguilles. Or, dans un même panier, plusieurs châssis peuvent être étagés les uns au-dessus des autres; il s'ensuit qu'on a ainsi le moyen de transporter à la fois, dans un seul de ces paniers, une grande quantité de montée, et de la faire parvenir vivante, par voie de terre, à de longues distances, puisqu'elle reste deux ou trois jours hors de l'eau sans mourir.

« Quant aux moyens de transport par la voie de la navigation, il suffira de se procurer des tonneaux dont les fonds, percés d'une ouverture garnie d'un grillage quelconque, soient perméables à l'eau du fleuve sans laisser passer les jeunes anguilles. Ces tonneaux, quand on les aura remplis d'herbes et de *montée*, seront placés transversalement ou verticalement pour que leur contenu ne soit pas refoulé par le courant, et liés entre eux par des traverses en bois solidaires les unes des autres, de manière à former un radeau flottant, immergé jusqu'à la surface, traîné par un bateau remorqueur ou par des chevaux, s'il y a un chemin de halage.

« Par ce moyen, on pourra transporter à la fois toute la récolte de l'embouchure de chaque fleuve et l'amener vivante jusqu'aux points les plus rapprochés des lieux où il y aura des eaux à peupler, et de là on la transportera, par voie de terre, après l'avoir versée dans des paniers, partout où l'on voudra. Si, pendant qu'on remontera ainsi le cours des rivières, il y a des propriétaires riverains qui désirent faire leur provision de *montée*, on détachera de la flottille un ou plusieurs tonneaux qu'on leur livrera en passant.

« On pourrait se servir encore, et probablement avec plus de facilité, de grandes barques, à moitié remplies d'eau, dans lesquelles on aurait soin de ménager un courant continu, au moyen de petites ouvertures grillées. La montée s'y conserverait comme dans un vivier, et ces barques serviraient à la fois d'entrepôt et de moyen de transport. On y déposerait les jeunes anguilles à mesure qu'on en ferait la récolte, et l'on aurait ainsi la possibilité d'attendre le moment où on en aurait amassé une assez grande quantité pour faire partir un convoi.

« En ayant recours aux procédés que je viens d'indiquer, non-seulement on pourra se procurer autant de montée qu'on en voudra, mais on rendra productives toutes les eaux qui jusqu'ici ont été peu ou mal exploitées. Ainsi, par exemple, si, au lieu de laisser se perdre l'immense récolte qui surgit tous les ans à l'embouchure de la Loire, on avait le soin de la faire transporter dans les eaux du Berry et de la Sologne, on rendrait à ces contrées un service éminent, et je ne doute pas que la pisciculture, pratiquée en grand, ne devienne pour leurs habitants une source de richesse qu'ils trouveront difficilement dans toute autre voie; car le desséchement de leurs marécages ne met le plus souvent à nu qu'un sol stérile ou qu'une première récolte épuise. Ce ne serait donc plus de l'écoulement des eaux qu'il faudrait se préoccuper, mais de leur conservation et de leur appropriation à cette nouvelle industrie. Ce que je viens de dire des eaux du Berry et de la Sologne s'applique également aux lagunes salées du midi de la France, *où les anguilles vivent aussi bien que dans les eaux douces*.

« Cette question est assez importante pour que le gouvernement doive en faire l'objet de sérieuses préoccupations; et comme toutes les innovations en matière d'industrie ont besoin, pour entrer dans le domaine de la pratique, d'être appuyées sur des expériences décisives, je crois que M. le ministre du commerce ferait un acte de bonne administration et donnerait un exemple de louable sollicitude, en prenant l'initiative d'un premier essai en grand sous les yeux mêmes des populations qu'il s'agit d'engager dans cette voie.

« Il lui suffirait, pour cela, de faire les frais d'un premier transport de la montée, et de laisser ensuite au résultat le soin de convaincre tout le monde. »

NOURRITURE DES ANGUILLES.

« Livrées à elles-mêmes dans les bassins qu'elles habitent, les anguilles ont un régime presque exclusivement animal. Elles se nourrissent de vers, d'insectes, de larves de grenouille ou de salamandre, et enfin de tous les petits poissons dont elles peuvent faire leur proie. Mais ces moyens d'alimentation, qui leur suffisent tant qu'elles ne sont pas trop nombreuses, deviendraient insuffisants si ce nombre s'accroissait d'une manière indéfinie. On serait obligé alors de leur procurer d'autres ressources, et il faudrait que ces ressources, destinées à les engraisser rapidement et à multiplier les récoltes, pussent leur être fournies sans augmenter les frais d'exploitation.

« En réfléchissant à la solution de ce problème, j'ai pensé que la chair de la plupart des animaux qu'on laisse le plus souvent se pourrir sans profit, que celle des mollusques et celle des insectes terrestres nuisibles à l'agriculture, pourraient être utilement employées à cet usage, et, par une heureuse transformation, concourir à augmenter la production. Je me suis donc livré aux expériences nécessaires pour établir qu'une semblable idée était susceptible d'entrer dans la pratique. J'ai fait hacher menu de la chair de cheval, de chien, de chat, de chenilles de toute espèce, des hannetons. Ce hachis ou cette pâtée a été ensuite disposé en boulettes de grosseur variable et jeté dans les bassins où la montée venait d'être déposée.

« A peine les jeunes anguilles ont-elles aperçu ces boulettes qu'elles s'y sont précipitées par myriades et les ont dévorées en un instant. Leur acharnement était tel, que, malgré toutes les tentatives que je faisais pour les effrayer, elles n'en continuaient pas moins à satisfaire leur appétit vorace. Quand ce copieux repas était terminé, leurs mouvements n'avaient plus la même rapidité que lorsqu'elles étaient à jeun. Sous l'influence de ce régime, le plus grand nombre a grandi rapidement.

« Ainsi donc, d'après les expériences que je viens d'indiquer, non-seulement il résulte que la chair ou les cadavres des animaux vertébrés qui ne servent pas à la nourriture de l'homme seraient utilement employés à engraisser les poissons, mais que les mollusques terrestres et les insectes nuisibles à l'agriculture serviraient eux-mêmes tout aussi efficacement à atteindre ce but.

« En cherchant ainsi à utiliser les insectes, on rendrait un grand service à l'agriculture, car on finirait par la délivrer de l'un de ces fléaux.

« Depuis longtemps on demande à l'administration et aux sciences les moyens de délivrer nos campagnes des insectes destructeurs. Y a-t-il une meilleure occasion d'arriver à ce résultat que celle qui permet de l'obtenir à peu de frais, et même avec bénéfice?

« Pour se faire une idée exacte des produits qu'on pourrait retirer des bassins consacrés à l'élève des anguilles, il ne sera pas inutile d'exposer ici en peu de mots ce qui se passe à la lagune de Commachio. Il y a là une expérience bien propre à encourager ceux qui voudraient se livrer à une semblable industrie.

« La lagune de Commachio, qui a environ 230 milles de circonférence, est divisée en quarante bassins entourés de digues, ayant tous une communication avec la mer, éprouvant le flux et le reflux de l'Adriatique, et s'épurant ainsi dans une agitation continuelle.

« Cette lagune donne asile à plusieurs espèces de poissons;

mais les anguilles y viennent en si grande abondance, qu'on en fait le commerce dans toute l'Italie. Chaque bassin est surveillé par un chef que l'on nomme facteur, et qui a plusieurs employés sous ses ordres, ce qui forme un personnel de près de quatre cents hommes enrégimentés et soumis à une sorte de discipline comme sur un vaisseau.

« Ces hommes partagent leur temps entre la pêche des poissons et la salaison de ceux qu'on ne peut pas vendre à l'état frais. Il y a pourtant deux saisons pendant lesquelles ils sont plus occupés que pendant le reste de l'année : la première, quand les anguilles nouvellement nées viennent se réfugier dans les bassins, et cette entrée se nomme *la montée;* la seconde, quand ces anguilles, devenues adultes, cherchent à sortir, et les tentatives qu'elles font pour y réussir se nomment *la descente.*

« Le 2 février, on ouvre les clefs qui ferment ordinairement les communications de la lagune avec le Pô, et on laisse tous les passages libres jusqu'à la fin d'avril. C'est pendant le cours de ces trois mois que la montée, obéissant à un instinct qui la porte à cheminer contre le courant, quitte spontanément les eaux du fleuve pour s'engager dans celles des bassins. Les pêcheurs de garde ont un moyen de s'assurer si elle est abondante : ils composent, avec de petites branches d'arbres, des espèces de fascines qu'ils fixent au fond de l'eau au moyen d'un pieu ; de temps en temps ils les retirent, les secouent sur le rivage, font tomber les jeunes anguilles qui se sont engagées entre les branches, et, selon que le nombre en est plus ou moins abondant, ils jugent de la richesse ou de la stérilité de la récolte.

« Lorsque les jeunes anguilles sont entrées dans la lagune, elles se dispersent dans les bassins, et ne songent plus à en sortir qu'elles ne soient adultes; mais alors le même instinct qui les avait poussées à s'y réfugier après leur naissance les sollicite à les abandonner. C'est pendant les mois d'octobre, novembre, décembre qu'ont lieu ces grandes tentatives d'émigration, qui ne s'effectuent jamais qu'à la faveur des nuits les plus obscures, car la simple clarté de la lune suffit pour leur faire suspendre leur marche.

« Les pêcheurs profitent de ces habitudes pour leur tendre des piéges et pour les prendre en masse. Ils ont coutume de pratiquer au fond des bassins de petits chemins bordés de roseaux, qui aboutissent tous à une espèce de chambre également formée de roseaux. Les anguilles adultes s'engagent successivement dans ces défilés, et, guidées par ces routes insidieuses, elles arrivent toutes dans les chambres où on veut les réunir. Elles s'y accumulent en si grande quantité, que, dans certaines occasions, elles forment une masse qui s'élève au-dessus de la surface de l'eau.

« C'est là qu'on les ramasse, pour les transporter ensuite à Commachio, où on les vend à des marchands qui en remplissent les viviers de leurs bateaux et les conduisent le long du Pô, du Tessin, afin d'en faire le commerce dans toutes les parties de l'Italie. Celles que ces marchands n'achètent pas sont salées sur place, et vendues plus tard avec tous les autres poissons fournis par la lagune.

« Les récoltes qu'on fait chaque année s'élèvent de 80 à 100,000 *rubi*, c'est-à-dire à 1,200,000 ou 1,300,000 kilogrammes, car le rubi pèse 25 livres.

« D'après des renseignements qui m'ont été fournis par M. Cuppari, professeur à l'université de Pise, chaque rubi se vendait 1 écu et 30 baïocchi romains, ce qui donnerait chaque année, pour les anguilles seules, un revenu brut de 80,000 écus. »

Nous ajouterons que M. Valenciennes, envoyé en Allemagne par M. le ministre du commerce pour poursuivre les recherches de la commission spéciale, instituée par M. Dumas, à l'initiative de laquelle on doit les travaux précédents, a rendu compte récemment, à l'Académie des sciences, des résultats heureux qu'il a obtenus en transportant plusieurs espèces de poissons estimés qui manquent à nos cours d'eau.

Ces espèces sont : 1° le *sander*, du littoral de la Baltique (*perca lucioperca*, Bloch), qui n'avait jamais passé le Rhin;

2° le silure européen (*wels* des Allemands, *silurus glanis* des ichthyologistes) : un des échantillons rapportés a 1^{m},20 de long et pèse 10 kilogrammes; 3° la grande lotte allemande (*gadus lotta*, Bloch); 4° enfin le alant des lacs et des rivières du Brandebourg et du Hanovre (*cyprinus jeses*, Bloch).

Malgré les difficultés d'un tel transport, et grâce à l'empressement que les savants et les économistes d'Allemagne ont mis à favoriser cette expérience, M. Valenciennes est parvenu à amener vivants au jardin des Plantes quarante-huit exemplaires de ces quatre espèces, qu'il serait si important de pouvoir naturaliser dans nos cours d'eau et nos étangs. Par les soins de M. le ministre du commerce, ces échantillons pourront être déposés dans les bassins de Versailles, et tout fait espérer que ces espèces nouvelles, élevées séparément dans ces bassins spacieux, qu'on peut vider à volonté, pourront être un jour facilement propagées par la fécondation artificielle.

Il en sera de même du gourami de l'Inde, poisson excellent, très-facile à élever, qui se propage en très-grande abondance et vit à l'état de domesticité dans les bassins les moins spacieux, et que notre marine peut amener vivant, presque sans frais, de l'île de France.

EXTRAIT DES MÉMOIRES DE LA SOCIÉTÉ IMPÉRIALE ET CENTRALE D'AGRICULTURE DE FRANCE, ANNÉE 1863.

PARIS. — IMP. DE MAD. VEUVE BOUCHARD-HUZARD, RUE DE L'ÉPERON, 5.

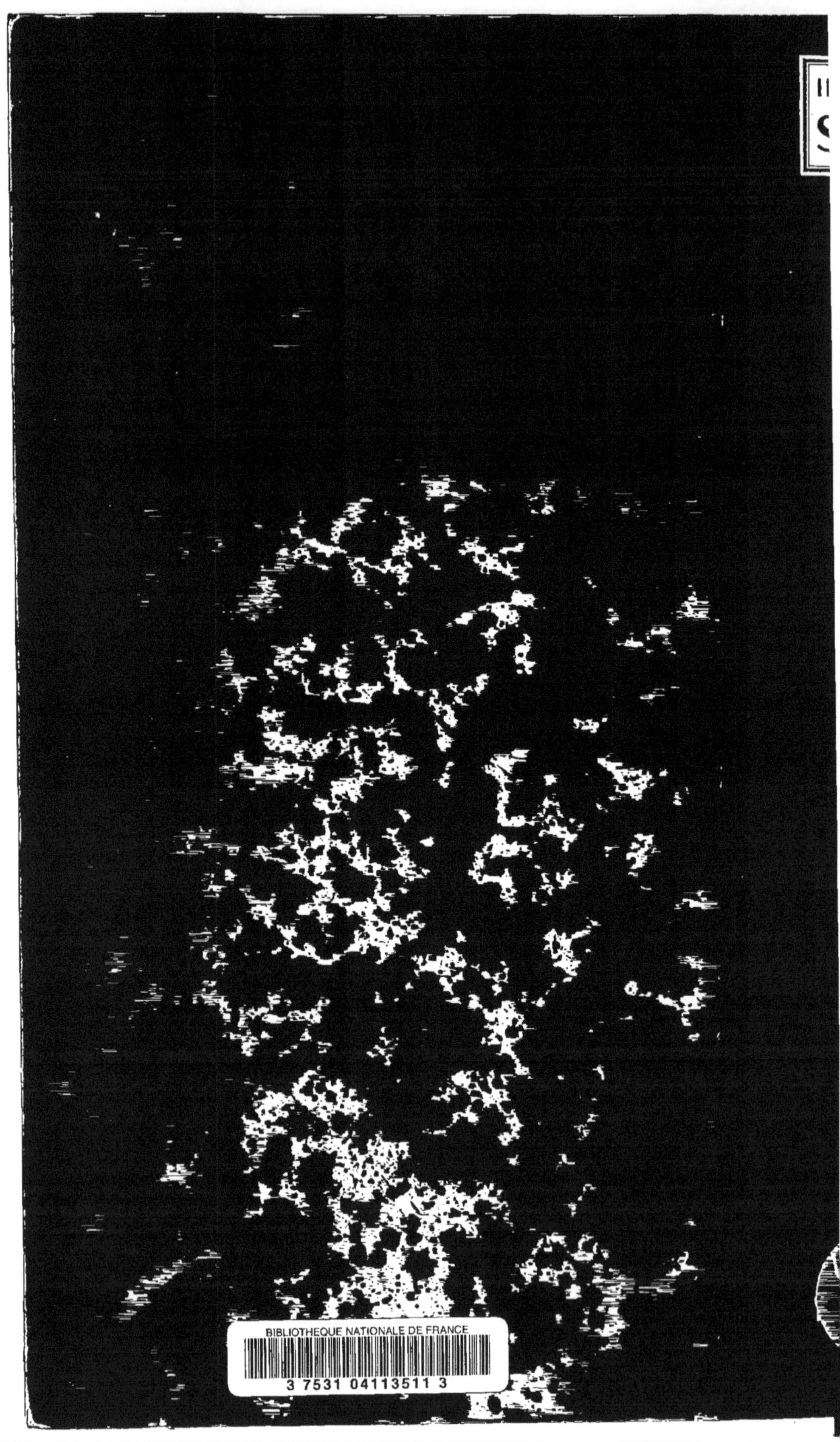

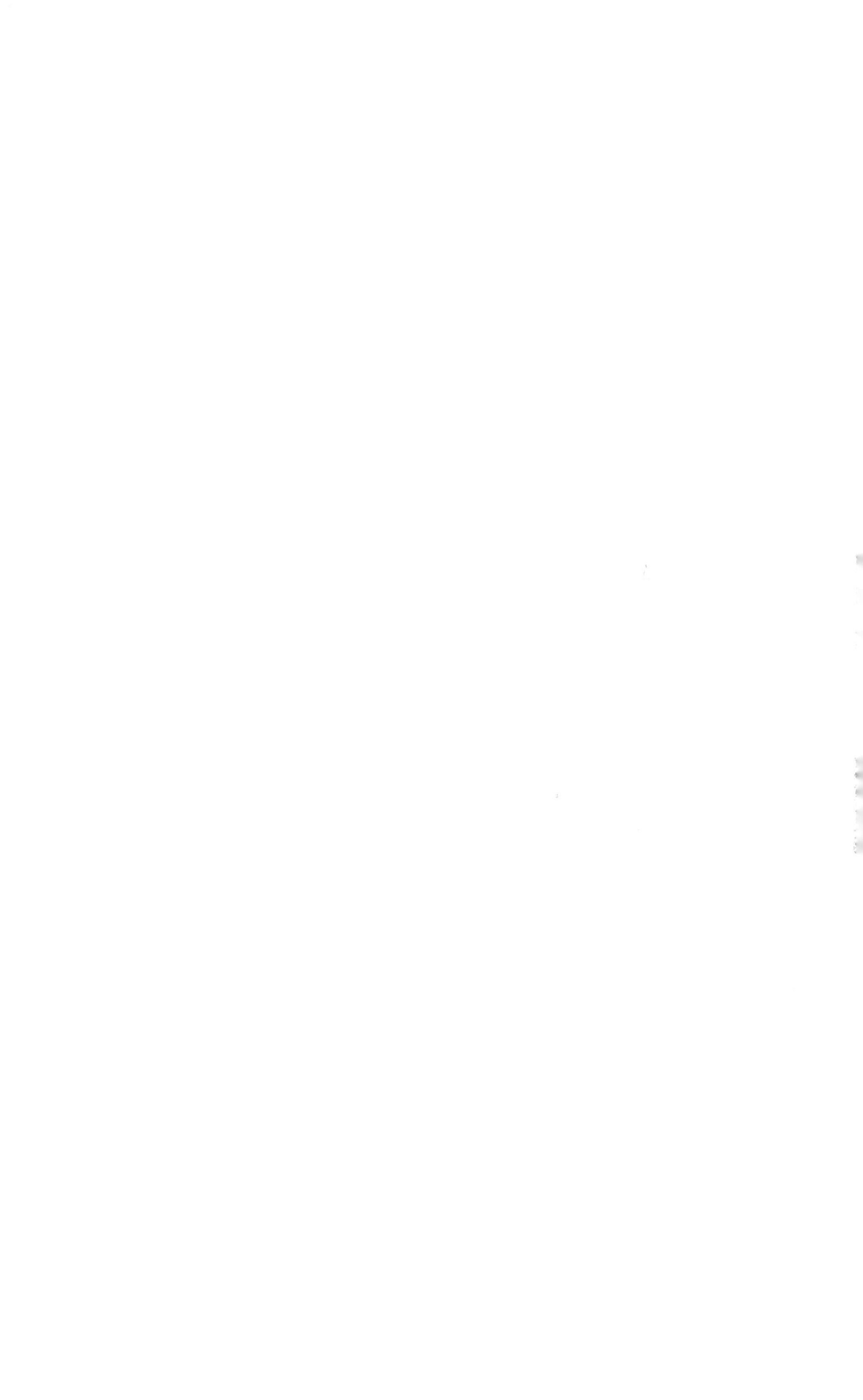

www.ingramcontent.com/pod-product-compliance
Ingram Content Group UK Ltd.
Pitfield, Milton Keynes, MK11 3LW, UK
UKHW012230240726
13966UKWH00003B/1033